眼健康手册
——现代生活与眼保健

U0272484

主 编

董子献　廖荣丰

副主编

刘庆淮　柯根杰

编 者（以姓氏笔画为序）

石　珂　（南昌大学第二附属医院）

刘庆淮　（江苏省人民医院）

封利霞　（安徽医科大学第一附属医院）

柯根杰　（安徽省立医院）

高自新　（蚌埠医学院第一附属医院）

董子献　（安徽医科大学第一附属医院）

廖荣丰　（安徽医科大学第一附属医院）

人民卫生出版社

图书在版编目（CIP）数据

眼健康手册：现代生活与眼保健 / 董子献，廖荣丰
主编. — 北京：人民卫生出版社，2019
ISBN 978-7-117-28020-4

Ⅰ.①眼… Ⅱ.①董… ②廖… Ⅲ.①眼－保健－手
册 Ⅳ.①R77-62

中国版本图书馆 CIP 数据核字（2019）第 024084 号

人卫智网	www.ipmph.com	医学教育、学术、考试、健康，购书智慧智能综合服务平台
人卫官网	www.pmph.com	人卫官方资讯发布平台

版权所有，侵权必究！

眼健康手册——现代生活与眼保健

主　　编：董子献　廖荣丰
出版发行：人民卫生出版社（中继线 010-59780011）
地　　址：北京市朝阳区潘家园南里 19 号
邮　　编：100021
E - mail: pmph @ pmph.com
购书热线：010-59787592　010-59787584　010-65264830
印　　刷：北京铭成印刷有限公司
经　　销：新华书店
开　　本：787×1092　1/16　印张：9
字　　数：219 千字
版　　次：2019 年 5 月第 1 版　2019 年 5 月第 1 版第 1 次印刷
标准书号：ISBN 978-7-117-28020-4
定　　价：36.00 元

打击盗版举报电话：010-59787491　E-mail: WQ @ pmph.com
（凡属印装质量问题请与本社市场营销中心联系退换）

主编简介

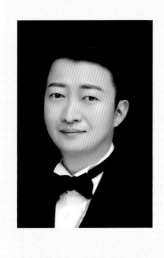

董子献

医学博士，安徽医科大学第一附属医院眼科主治医师，副教授，九三学社成员。主编、参编著作 2 部，完成国家自然科学青年基金项目 1 项。先后在《美国眼科杂志》《英国眼科杂志》《中华眼科杂志》等期刊发表论文、综述 20 余篇。从事眼科相关临床和基础研究，具有一定的眼科临床、科研工作经验。现主要临床工作方向为白内障及眼视光疾病的诊治。

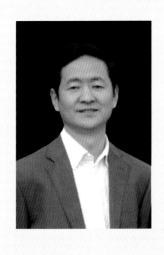

廖荣丰

主任医师，教授，博士研究生导师，安徽医科大学第一附属医院眼科主任。中华医学会眼科学分会委员、中华医学会眼科学分会眼视光学组委员、安徽省眼科医师分会主任委员。《中华眼科杂志》《中华实验眼科杂志》《中华眼视光学与视觉科学杂志》《临床眼科杂志》编委。主要从事白内障和屈光手术的临床和基础研究，先后在荷兰、美国和德国从事临床研究和学习。在国内外眼科杂志发表学术论文 50 余篇。获安徽省科技进步二等奖 2 项。

前　言

　　现代生活和工作中，越来越多的场合需要人们近距离用眼，通过手机、电脑以及电子屏进行阅读的机会明显增多。与此同时，视疲劳及相关眼病时常发生，给人们的日常工作学习带来不少困扰，极大地影响了人们的工作效率和生活质量。

　　目前全球有约 70 亿人，60% 左右的人存在不同程度眼健康的问题，其中患致盲性眼病的约有 2 亿人，占 5% 左右。眼健康的问题在我国正受到越来越多人的关注，特别是在互联网广泛应用和普及的今天，视觉系统疾患呈现出年轻化的趋势。目前，国家陆续出台了一系列的眼健康防护的规划，视觉健康教育也逐步推广。同时，眼科学的诊断和治疗技术飞速发展，比如生物制剂治疗黄斑疾病、飞秒激光治疗近视、角膜胶原交联治疗圆锥角膜以及医学影像技术辅助疾病早期诊断等，这些诊疗技术极大地推动了眼病的诊治进展。

　　本书立足于从医学的基础入手，兼顾临床实际，是一本知识性及趣味性于一体的科普读物。全书共分十章，系统阐述了眼科常见病的病因、临床表现、主要的检查和治疗方法，并对眼保健领域的最新知识进行了较全面的描述。本书图文并茂、内容翔实，生动介绍了科学用眼的相关知识，有助于广大读者理解眼健康与眼保健的涵义。

　　本书在编写过程中得到了人民卫生出版社和相关参编单位的鼓励和支持，凝聚了众多人的智慧和心血，在此一并表示诚挚的谢意！由于著者水平经验有限，不妥之处难免，恳请眼科同仁和广大读者指正赐教。

主　编

2019 年 3 月于合肥

目录

第 一 章

眼的构造与功能

| 眼球的构成 |

眼球分为眼球壁和眼内容两个部分。眼球壁由外层、中层、内层共三层膜构成，外层为角膜和巩膜，中层为葡萄膜，内层为视网膜。

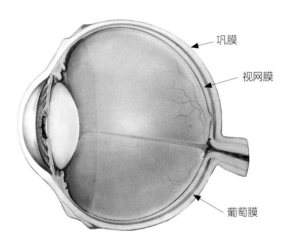

（一）眼球壁

1. 外层 角膜位于眼球最前端，约占眼球壁外层的前 1/6，是圆形、透明、有弹性、无血管的薄膜，表面被泪膜覆盖。它的主要生理功能有：维持眼球的完整、保护眼内容物、透过光线并参与屈光、感知环境及外界刺激、渗透作用等。角膜是眼屈光系统中屈光力最大的组织，占全眼屈光力的 70%，这也是目前的近视屈光手术在角膜上施行的基础。

巩膜构成眼球壁外层的后 5/6，主要由胶原纤维构成，一般呈白色，结构致密，血管较少，构成眼内容物的外屏障。

2. 中层 葡萄膜富含色素，因颜色像葡萄而得名。自前向后由虹膜、睫状体、脉络膜三部分组成。

虹膜位于最前部，为一圆盘形膜，中央有圆孔，即瞳孔。虹膜基质内有瞳孔括约肌和瞳孔开大肌，可以使瞳孔的直径随光线的强弱而改变。虹膜富含色素，不同人种的虹膜颜色主要由基质中色素细胞所含色素的多少决定。

睫状体是葡萄膜的中间部分，呈环状，其矢状切面呈三角形，分两部分，前部为睫状冠，司房水分泌，后部为平坦部。

　　脉络膜是葡萄膜最后面的部分，位于视网膜和巩膜之间，是一层富含血管的棕色膜。其功能在于为视网膜提供营养，同时提供眼内光学成像的"暗箱"。

　　3. 内层　视网膜是一层透明的膜，由内层的神经上皮和外层的色素上皮组成，其上的重要标志是视盘和黄斑。视网膜既要捕捉外界的光，又要对光所引起的刺激进行处理，是人眼内的重要结构，视网膜的损伤直接影响视功能。

（二）眼内容物

　　眼内容物包括房水、晶状体和玻璃体。三者均透明，是光线进入眼内到达视网膜的通路，它们与角膜一并构成眼的屈光系统。

｜眼附属器有哪些｜

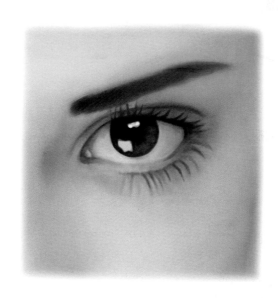

　　眼的附属器包括眼睑、结膜、泪器、眼外肌和眼眶。

　　1. 眼睑　眼睑对眼球有重要的保护作用，分为上睑和下睑，覆盖眼球前面，上下睑之间的裂隙即睑裂。眼睑由皮肤层、皮下组织、肌层、纤维层和结膜组成。

　　2. 结膜　结膜是覆盖于眼睑后面和眼球前面的一层透明的薄层黏膜，按部位分为睑结膜、球结膜和两者间的穹隆结膜。睑结膜和穹隆结膜有杯状细胞和副泪腺，分别分泌黏液和泪液来湿润角膜和结膜，起到保护眼表的作用。

　　3. 泪器　包括分泌泪液的泪腺和排泄泪液的泪道。泪腺位于眼眶外上方的泪腺窝内。泪道由泪点、泪小管、泪囊和鼻泪管四部分组成。

　　4. 眼外肌　眼外肌共有6条，司眼球的运动。4条直肌是：上直肌、下直肌、内直肌和外直肌。2条斜肌是：上斜肌和下斜肌。6条肌肉的协调运动才能保证我们眼球转动的灵活性，如果一条或几条肌肉出现问题，就会出现斜视和眼球在某个方向的运动异常。

　　5. 眼眶　由7块颅骨组成，呈尖端向后底向前的锥体。眼眶的骨性结构对眼球具有重要的保护作用。

｜视觉是如何形成的｜

视觉形成的过程是：外界物体反射来的光线，经过角膜、房水，由瞳孔进入眼球内部，再经过晶状体和玻璃体的折射作用，在视网膜上能形成清晰的物像，物像刺激了视网膜上的感光细胞，这些感光细胞产生的神经冲动，沿着视神经传到大脑皮层的视觉中枢，就形成视觉。

如图所示：

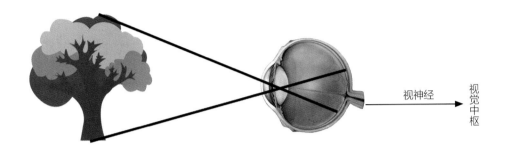

视神经　　视觉中枢

眼睛和大脑对视觉来说都是必备的，如果一个眼睛正常而脑的视觉中枢损害的病人，和大脑正常而眼睛损害的病人一样，都是"盲人"。

｜房水的循环途径｜

房水是眼内容物的重要组成，充满眼球的前房和后房，主要成分是水。房水始终处于动态循环中，由睫状体的睫状突上皮产生后到达后房，通过瞳孔进入前房，然后由前房角经小梁网进入 Schlemm 管，再经集液管和房水静脉最后进入巩膜表层的睫状前静脉而回到血液循环。还有少部分房水从葡萄膜巩膜途径引流或经虹膜表面隐窝吸收。如果房水循环通道的任何部位受阻，都将会导致眼压升高。

｜眼睛的调节装置｜

正常人眼既能看清楚远处的物体，又能看清楚近处的东西，是因为眼睛具有调节的功能，就像照相机能变焦一样。调节的装置就是晶状体。当看远时，睫状肌处于松弛状态，睫状肌使晶状体悬韧带保持一定的张力，晶状体在悬韧带的牵引下形状相对扁平，当看近处目标时，睫状肌收缩，睫状环缩小，晶状体悬韧带松弛，晶状体由于弹性变凸，从而屈光力变强。

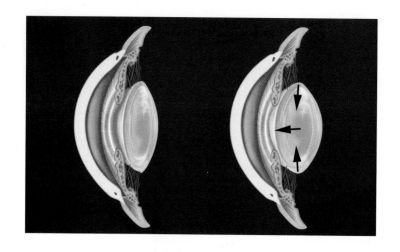

如何检查视力

视力表是检查视力的重要工具，临床上成年人 ≥ 1.0 的视力为正常视力。视力检查需两眼分别进行，通常先右后左，检查时遮盖对侧眼，但不要压迫眼球。

1. 远视力检查 视力表需有充足的光线照明，检查距离为 5m。检查者用杆指着视力表的视标，嘱受试者说出或用手势表示该视标的缺口方向，逐行检查，找出受检者的最佳辨认行。如受检者有眼镜应检查戴镜的矫正视力。如果在 5m 处连最大的视标（0.1 行）也不能识别，则嘱患者逐步向视力表走近，直到识别视标为止。以实际距离计算，如辨认清楚最大视标时的距离为 4m 时，则测算出视力为：0.1×4/5=0.08。

如受检者走到距视力表 1m 处仍不能识别最大视标时，应检查指数。距离从 1m 开始，逐渐移近，直到能正确辨认为止，并记录该距离，如"指数 /30cm"。如指数在 5cm 处仍不能识别，则检查手动，如眼前手动不能识别，则检查光感。在暗室内用手电照射受检眼，对侧眼需严密遮盖避免透光，测试受检眼能否感觉到光亮，记录"光感"或"无光感"，并记录看到光亮的距离。对有光感者还要检查光定位，令受检眼注视前方，将光源放在受检眼前 1m 处的上、下、左、右、左上、左下、右上、右下 8 个方位，检测受检眼能否判定光源方向，记录各方位光定位能力。

2. 近视力检查 早期的 Jaeger 近视力表分 7 个等级，从最小的视标 J_1 到最大的视标 J_7，此近视力表与标准远视力表的分级难以对照。20 世纪 50 年代徐光弟研制了标准近视力表，1.0 为 1′ 角的视标，使远、近视力表标准一致，便于临床使用。检查应在充足的照明下进行，将标准近视力表放在一定距离处，如视力很差，可改变距离，直至获得最佳测量结果，记录视力同时标明实测距离。

什么是低视力与盲

世界卫生组织于 1973 年提出了盲和低视力的分类标准，规定较好眼的最好矫正视力 0.05 时为盲，较好眼的最好矫正视力小于 0.3，但大于或等于 0.05 时为低视力。该标准还考虑到视野状况，指出无论中心视力是否损伤，如果以中央注视点为中心，视野半径小于或等于 10°、但大于 5° 时为 3 级盲，视野半径小于或等于 5° 时为 4 级盲。但 2003 年世界卫生组织开始修改盲和视力损伤的标准，用日常生活视力代替最好矫正视力，放弃"低视力"这一术语，改为中度或重度视力损伤。

（封利霞）

第 二 章

近视、远视和散光

近　视

人出生时一般都为远视眼，其光线是聚焦在视网膜之后。随着婴儿眼球的发育，其物体反射光焦点慢慢靠近视网膜，并逐渐聚焦在视网膜上，大约到学龄期趋于正视眼。如果这一正视化过程进展过快，焦点进一步前移而聚焦在视网膜之前，就形成了近视眼；相反，如果这一过程进展明显滞后，则远视度数过高。

| 什么是近视眼 |

当眼处于完全放松（无调节）状态下，5m 远的物体发出的平行光线进入眼内，通过眼的屈光系统正好聚焦于视网膜上，即屈光度为零。这样一种屈光度为零的状态，我们称之为正视眼。

当眼球在调节静止状态下，来自 5m 以外的平行光线经过眼的屈光系统之后，焦点落在视网膜前方，不能准确在视网膜上形成清晰的物像，我们称之为近视眼。

相反，当眼球在调节静止状态下，来自 5m 以外的平行光线经过眼的屈光系统之后，焦点落在视网膜后方，称之为远视眼。

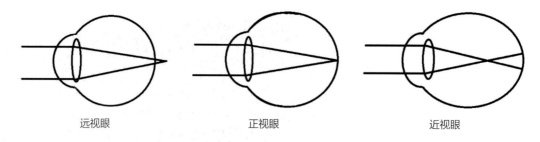

远视眼　　　　　　　正视眼　　　　　　　近视眼

| 近视眼的发生因素 |

近年来，青少年人群中近视眼的发病率居高不下，并且近视的发生呈现出低龄化趋势。国家相关部门的调查显示，我国儿童近视眼发病率居世界第二，其中小学生近视率为34.6%，高中生近视率已达 70%。近视眼已成为影响一个国家教育的重要社会议题，也越来越引起人们的广泛关注。

近视发生发展的影响因素尚未完全明确，主要可分为遗传和环境两方面。

1. 遗传因素　近视与遗传因素密切相关，文献报告高度近视是常染色体隐性遗传，一般近视为多基因遗传。父母近视的度数越大，孩子患近视的可能性越大。

相较于单纯性近视，病理性近视属于合并玻璃体及视网膜器质性病变的近视类型，具有近视度数高，进展迅速，矫正视力差等特点，具有明显的遗传倾向。

2. 环境因素　近距离工作或不当用眼可引起过度的用眼调节，长期过度调节会逐步变为真性近视。常见不良的环境因素包括用眼距离过近、时间过长，阅读习惯不正确（如在过强或过暗光线下看书、躺着和乘车时看书，写字桌椅不符合卫生要求等）。此外，光线在周边视网膜的离焦现象、视环境中的空间对比度过低、喜欢吃甜食等与近视间也存在相关性。

近视眼的常见表现

近视眼是远处的平行光线经由眼的屈光系统后，在视网膜前方聚焦而不能形成清晰的物像。近视眼最主要的表现是看远处物体模糊不清，看近处物体则相对清晰。近视眼会诱发视疲劳，高度近视还会有眼前黑影浮动、眼球向外突出等表现。此外，近视眼所引起的并发症可给患者的工作生活带来不便，需引起重视。

近视眼的常见并发症

1. 眼底病变　伴随眼轴的延长及视网膜血液循环的障碍，可导致视网膜脉络膜的萎缩，及周边视网膜的变性和裂孔，严重者会出现视网膜脱离；高度近视眼还可合并黄斑部新生血管、出血及裂孔。

2. 青光眼　近视眼的巩膜结构发生了重塑，出现房角结构的改变、后巩膜筛板部位的薄弱，均使得近视眼患者对眼压的耐受程度降低。此外，高度近视和青光眼可能具有共

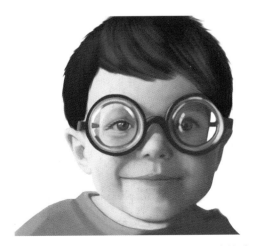

应当以预防为主，积极开展近视相关眼病的诊治，减少并发症的发生

同的致病或易感基因，两者之间可能存在相同的致病分子机制。

3. 白内障　因近视眼患者眼内营养代谢异常，可出现晶状体混浊，主要是核性白内障。

4. 斜视、弱视　近视眼患者集合功能减弱，可引起外斜视的出现，双眼近视度数相差超过 250 度者尤甚；自幼发生的高度近视者还容易出现弱视。

5. 后巩膜葡萄肿　高度近视时巩膜向后扩张，后部巩膜变薄，向后膨隆。

近视眼的矫正及预防

在日常的工作学习中，尤其是在互联网普及的当下，我们往往需要长时间的接触电脑手机、电子游戏、看书读报。长时间的近距离用眼可导致用眼负荷显著增加，随之而来的是青少年儿童近视眼的发生率居高不下，近视眼度数不断地加深。临床中尚没有一种方法能完全逆转近视眼，现有的医疗技术主要是通过屈光不正的矫正、科学用眼习惯的培养、药物治疗、视功能训练等手段来尽量减缓近视度数的增加，治疗近视眼相关的并发症。

1. 近视眼的矫正

（1）佩戴框架眼镜：具有验配及使用简单、费用低、接受度高的优点，但不适合活泼、爱运动的人群。

（2）角膜接触镜：配戴时不影响外观，能克服框架眼镜改变物像大小的不足，但需经常清洗更换，对配戴者卫生条件要求高，存在一定的角膜感染和损伤风险。

（3）高透氧性硬镜（RGP）：近视散光矫正的范围更广，在一定程度上能延缓近视度数的增长。镜片材质较软镜硬，透氧性高于软镜。角膜塑形镜是 RGP 的一种，通过压迫角膜表面改变角膜曲率，改变屈光状态，一般仅需夜间配戴。RGP 费用高，需要严格的验配程序。

（4）屈光矫正手术：主要是针对 18 岁以上有摘镜意愿并且眼部检查合格者，包括准分子激光矫正、飞秒激光矫正和人工晶状体植入等。

2. 有关框架眼镜的三个常见误区

（1）误区 1：只在学习时才需要戴眼镜。

近距离用眼时可以不戴眼镜。0.6 以下的视力或 300 度以上近视，看远看近都会不适，这需要经常戴镜了；两眼的近视度数相差很大，会造成双眼不平衡，需要经常配戴眼镜。

（2）误区 2：戴眼镜后，近视度数会越戴越深。

青少年近视度数的增长是因为促使近视度数增加的各种内因及外因依然存在，戴眼镜后近视本身很难好转。

（3）误区 3：配戴的近视眼镜，度数越低越好。

除了医学上需要使度数减低的情况，通常不要戴低矫的眼镜。镜片度数低时，为了能看清楚视标，眼部肌肉的负担会增加。这也是引起眼睛疲劳的原因。

3. 药物治疗　目前还没有真正能治愈近视的药物。已有研究表明，M 受体阻滞剂（哌仑西平、环喷托酯、阿托品等）能起到减缓近视进展的作用。对于调节痉挛性近视，常规睫状肌麻痹剂（如托吡卡胺）也能起到放松调节的作用。

4. 视功能训练　近视患者不仅看远不清楚，还可能会伴随着双眼视功能的异常。一般来讲，近视患者大多并发双眼视异常，通常包括调节异常、集合异常或者融像性功能障碍等。因此，建议在科学配镜的前提下，采取合适的视功能训练，以达到延缓近视发展的目的。

5. 近视眼的预防　对于大多数单纯性近视，既简单又常用的预防办法就是养成科学用眼习惯，并注意饮食平衡和体育锻炼。已有临床研究结果表明，减少长时间近距离的用眼，以及每天接受一定时间的户外阳光的照射（阳光可刺激体内多巴胺的生成，防止眼球前后径的拉长），能帮助减缓近视的发展。

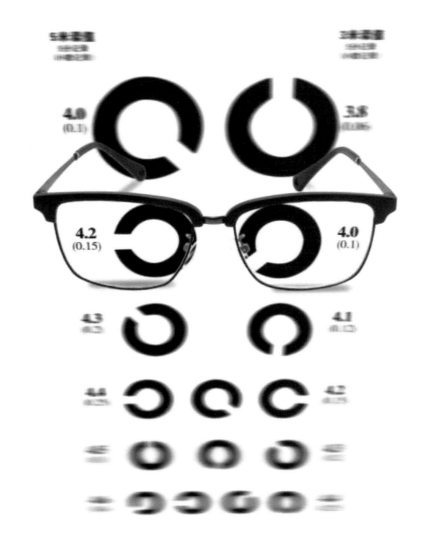

预防近视眼，可以从以下几方面进行

（1）保持正确的用眼姿势：建议眼与书本之间保持33cm的距离。桌椅高度要合适，胸部离桌沿约10cm。读写姿势端正，避免歪头写字、趴着或躺着看书等不良习惯。握笔距离笔尖3cm远，不要挡住笔尖。

（2）注意劳逸结合：控制长时间阅读的时间。每次阅读30～45分钟后，应让眼睛休息放松 5 ~ 10 分钟，尽量向远处眺望。

（3）房间的亮度要合适：避免强光或暗环境下学习，室内墙面尽量刷白；使用人工照明时，光的强度应适宜，无眩光和闪烁；尽量减少睡眠时的光照。

（4）参加户外活动：每日参加户外活动 2 小时，并坚持做好课间眼保健操。

（5）合理饮食：预防偏食，不要过多地进食甜食。

（6）配戴合适的眼镜：现代近视眼研究观点认为，周边离焦也参与了近视的进展，因此可选择戴减少周边离焦的眼镜。

总之，近视眼发生的原因是多方面的。控制儿童近视发展必须因人而异，综合考虑自身素质和环境等因素，养成科学用眼习惯并持之以恒，最终才能达到较好的效果。

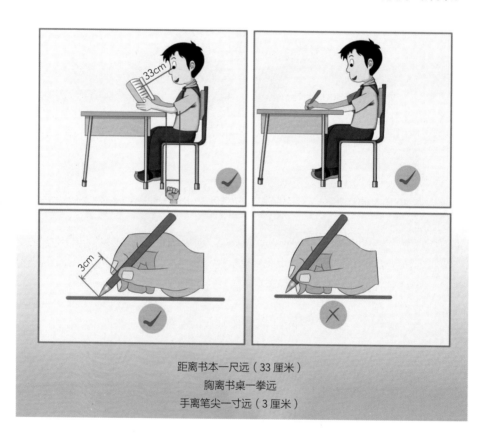

距离书本一尺远（33 厘米）
胸离书桌一拳远
手离笔尖一寸远（3 厘米）

远　视

什么是远视眼

新生儿角膜曲度较大，眼球屈光力也较大，但大多数依然呈现不同程度的生理性远视状况。随着正常生长发育，婴儿的眼轴逐渐延长，伴随着屈光力的下降而完成正视化过程。如果眼球的正视化不充分，或者出生时就存在过高度数的远视，都会发展成为远视。

| 远视眼的诊断 |

远视眼是指眼睛在调节松弛的状况下，平行光线经过眼的屈光系统折射后，在视网膜后形成焦点。远视眼可以认为是一种眼球屈光力与眼轴长度不匹配的现象，即眼轴长度过小或者眼球屈光力过小。

远视眼的分类：

（1）按度数的高低，远视眼可分类为低度远视（<+3.00D）、中度近视（+3.00D～+6.00D）、高度近视（>+6.00D）。

（2）按发生的病因，远视眼可分为轴性远视（眼轴短）、曲率性远视（眼屈光系统表面的弯曲度偏小）和屈光指数性远视（如晶状体屈光指数偏低）。

| 远视眼的常见表现 |

（1）低度远视者远、近视力均正常；中度远视者远、近视力可正常或减退；高度远视者远、近视力均差。

（2）远视眼看远、看近均需用调节，易产生视疲劳，近距离阅读或工作时间不能持久。

（3）远视者老视现象出现比较早。

（4）远视者因过度使用调节，容易导致内隐斜或共同性内斜；高度远视或存在屈光参差者还会发生弱视。

目前，在屈光不正的儿童群体中，远视眼的发生率远低于近视眼的发生率。广大学生和家长对于远视眼的认知远低于对近视眼的重视程度。因此，应提倡医学知识的早期科普教育，提高大家对于远视眼的认识，做好临床屈光的随访。

| 远视眼的治疗 |

关于远视眼的治疗，首先需要明确一个重要概念——生理性远视。处于生长发育期的儿童，眼的屈光状态处于动态变化中；儿童、青少年远视眼的诊断必须综合年龄相关的生理性远视进行分析。因为，与年龄相关的生理性远视是不能被当作真正意义上的远视眼来进行戴镜矫正的，否则会促使近视的发生和导致外隐斜（一种能被融合反射控制的眼位偏斜趋向）形成。

临床观察表明，患远视眼的儿童如果得不到及时发现和合理治疗，时间久了，很容易产生斜视和弱视。这在中、高度远视和（或）合并散光的情况下尤其突出。总的来说，远视眼的治疗不但要考虑屈光度数，还需兼顾年龄、眼部检查情况，给予个体化的治疗，以期获得最佳的视力。

常规远视的矫正方法包括以下几种。

1. 验光配镜 远视眼一般需要使用凸透镜来获得较清晰的图像。根据睫状肌麻痹下的医学验光度数，选择配镜处方，并定期随诊，依据眼球发育情况及屈光度的变化调整镜片的度数。

视力基本正常，无明显视疲劳症状的轻度远视者无需戴镜矫正；中度以上远视存在视力降低或伴有斜视时，可选择配戴框架眼镜、角膜接触镜进行矫正。

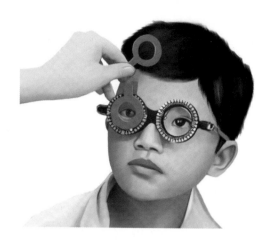
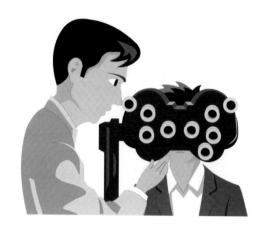

2. 屈光手术　对于有脱镜需求且符合条件的成人可通过屈光手术矫正，包括准分子激光或飞秒激光手术直接改变角膜曲率，可矫正 600 度以下远视。该治疗方法安全性好，精确度高，术后效果稳定。

3. 视觉训练　中度以上的远视眼，对青少年的学习和生活可能造成影响，除了日常的戴镜矫正外，应积极鼓励儿童进行画画、书法、串珠等视觉训练。

4. 饮食调节　合理膳食，少吃辛辣及高脂肪食品。日常生活中应多吃绿色水果蔬菜，建议常食用富含钙（如鱼、虾、海带、大豆、牛奶、花生）、富含锌（如牛肉、猪肉、核桃、胡萝卜等）、富含铬（如红糖、糙米、玉米）的食物等。

总而言之，儿童期远视眼应提倡早期检查，科学验光配镜，预防斜弱视的发生。高度远视者还应注重视功能训练，降低远视度数。成人远视者可根据远视度数及自身需要选择合适的矫正方式。

附　老视的矫治

老视俗称老花，属于一种退行性改变。可见于 45 岁以上的人，主要与眼调节力的减退有关。主要表现为视近困难（看近处目标可有串行或重影，并有视疲劳症状），看远处无异常，常喜欢在强光下阅读。随着年龄越大，老视的症状会逐渐加重。

老视眼镜的验配通常是在远用度数的基础上附加一个近用的矫正度数。临床上常用的"双焦点"眼镜是将镜片上方区域视远，下方区域视近，从而方面患者阅读。此外，老视屈光手术如飞秒激光基质内环形切开术、角膜植入物术、多焦点及可调节人工晶状体植入等也在近一个时期得到了较快发展，给人们提供了更多的选择。

散　光

什么是散光

人的眼睛并不完全是一个正球形状，其表面是凹凸不平的不规则态。角膜可在某个角度区域的弧度较陡，而与其相垂直的角度区域则较扁平。由于在不同子午线上的曲率不一致，会造成平行光线经由人眼屈光系统后不能在视网膜上形成焦点，而是弥散开来。这种现象在医学上被称为"散光"，属于一种不正常的屈光状态。

散光的诊断

一般情况下，散光眼以先天性居多，并且具有一定的遗传性。散光并不会独自出现，患者通常会伴有不同程度的近视或远视。近视眼人群中合并有散光的现象非常普遍，临床中这一比例高达90%。其中，50度以上散光者约占44%，超过100度散光人群约占10%。

散光的常见分类：

（1）按散光规则度分类：①规则性散光：角膜在相互垂直的两条子午线上的弯曲度不一致引起，可以通过配镜或激光手术矫正。②不规则性散光：角膜各方向的屈光度都不同，无规律可循，此类散光矫正非常困难；难以用框架眼镜矫正。

（2）按屈光性质分类：①单纯远视散光：一条子午线上为正视，而与其垂直的另一条子午线为远视；②单纯近视散光：一条子午线上为正视，而与其垂直的另一条子午线为近视；③复性远视散光：在相互垂直的两条子午线上皆为远视，且远视度数不同；④复性近视散光：在相互垂直的两条子午线上皆为近视，但近视度数不同；⑤混合性散光：在两条相互垂直的子午线上，一条为远视，另一条为近视。

散光的原因

形成散光最主要的原因是角膜的厚薄不匀或者角膜表面的弯曲度不匀。除了角膜先天性的不规则形状外，还可见于以下情况：

（1）翼状胬肉、圆锥角膜、角膜溃疡和瘢痕。

（2）眼外伤、眼科手术、长期配戴隐形眼镜等导致角膜形态改变。

（3）长期用眼姿势不良（如经常眯眼、揉眼，躺着看书等）以及老年性眼睑松弛，会引起眼睑压迫角膜，影响角膜的弧度。

（4）角膜以外的眼内因素（主要是晶状体）导致的散光称为眼内散光，老年性白内障、球形晶状体以及晶状体脱位等均可引起晶状体源性散光。

| 散光的常见表现 |

1. 视物模糊　低度数散光者的视力可无异常表现，散光度数偏高者会出现视物模糊和扭曲变形。儿童期高度散光者未及时得到矫治，会直接影响视功能的发育，并形成弱视。

2. 视疲劳　轻度散光者因持续的调节紧张，易出现视疲劳。高度散光者由于自身无法提高视力而放弃调节，视疲劳症状反而不明显。

3. 异常头位　双眼高度不对称散光者因在某一方向视物较清晰，往往采取倾斜头位而导致歪头、斜视。散光矫正后可恢复。

4. 眯眼　高度散光的患者为了看清远处目标，常喜欢眯眼、皱眉头，从而达到针孔镜的效果，以提高视力。

| 散光的矫正 |

散光的治疗应根据散光的类型、视力的好坏及视疲劳的轻重而定。规则散光若不引起视力障碍，没有视疲劳症状可以不处理；存在视力下降或出现视疲劳症状者，即使散光度数很低，应配戴柱镜进行光学矫正；高度数散光不能适应框架眼镜者，可配戴散光型角膜接触镜；不规则散光选择硬性透氧性角膜接触镜，达到塑形角膜的效果。

配镜前应经过检影验光，必要时可行角膜地形图检查了解散光的来源。原则上，散光度数应该全矫，但高度散光、斜轴散光或之前从未戴镜的患者不能适应全矫时，可以先戴较低度数的矫正镜片，慢慢适应，之后再配戴完全矫正的眼镜。

成年人散光者可在排除禁忌证后接受激光角膜手术或散光型人工晶状体植入手术，既往眼部手术（如白内障摘除、角膜移植等）造成的医源性散光还可进行松弛性角膜切开术。

屈 光 参 差

| 屈光参差的定义和治疗 |

屈光参差，通俗地讲就是双眼的屈光度数不一致。一般来说，人两眼的屈光度数普遍存在轻度的差异，完全一致者少见。但这种差异超过一定程度就会对双眼的视觉产生影响。

通常情况，两眼的屈光状态可有以下不同类型：

（1）一眼近视，另一眼正视或远视。

（2）一眼正视，另一眼近视或远视。

（3）两眼屈光性质相同而屈光度不同，即双眼都是近视或者远视，但左右眼的屈光度数不同。

| 屈光参差的诊断 |

医学上将屈光参差分为生理性和病理性。其中病理性屈光参差是指两眼屈光度相差值为球镜≥1.50D，柱镜≥1.00D，也就是双眼度数相差150度以上、散光相差100度以上。如果屈光参差超过一定范围（多数认为相差250度以上），在两眼注视目标时，运用相同度数的调节力会出现一眼可以看清目标，另一眼的视力是模糊不清的，这样就会发生双眼融像困难，即不能形成**双眼单视**（即两眼看同一个物体）。

| 屈光参差的治疗 |

儿童患者由于依赖于视力较好眼注视目标，视力较差眼因长期处于废用的状态，容易形成弱视或斜视。对于这类儿童应尽早矫正屈光不正，巩固其双眼视功能，防止斜视和弱视的发展。同时进行详细的眼肌平衡检查，已有斜视的患儿可根据情况进行相应的治疗。合并有弱视的患儿，治疗方法包括配镜（框架眼镜或隐形眼镜）及视觉遮盖训练等，配戴角膜接触镜的效果要优于普通框架眼镜。成年屈光参差者，有脱镜需要，在详细术前检查后可考虑激光矫正手术。

建立儿童屈光发育档案

处于生长发育期的儿童眼球结构处于变化中，前房深度、晶状体厚度、眼轴长度均发生了显著变化。建立儿童屈光发育档案能及时了解眼结构参数及屈光进展变化，帮助及早发现异常并及时进行治疗。建议对于3～12岁的儿童，每半年进行1次屈光方面的检查。包含的主要测量指标：裸眼及矫正视力、屈光度数、角膜曲率、眼轴、前房深度、眼压、身高、体重等指标。

角膜接触镜

| 如何选择角膜接触镜 |

角膜接触镜俗称隐形眼镜，是一种贴附在角膜表面，用以矫正屈光不正或起美容、治疗作用的镜片。早在1508年，意大利科学家达·芬奇设计了一个装满水的半球形玻璃罐，将面部浸入水中，会发现透过玻璃罐中的水透镜观看物体会清楚。这一实验从此开启了人类研制接触镜矫正屈光的进程，并且在1887年第一枚医用隐形眼镜终于研制成功。此后，接触镜的设计及应用的材料不断取得进步，形成简便美观、物像逼真、视野广等优点，受到了广大近视一族的青睐。此外，主持人、演员等特殊行业借助于接触镜塑造了良好清新的形象，一些户外工作者、运动员也因此摆脱了框架眼镜镜片上水汽、镜片易破碎带来的苦恼。

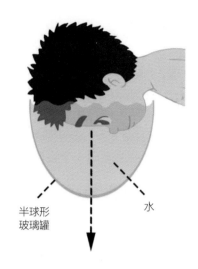

半球形
玻璃罐

水

除了矫正一般的屈光不正外，角膜接触镜用于高度近视矫正所造成的物像变化较小，可有效减轻屈光参差者的双眼成像差异，并矫治角膜的不规则散光，这些方面是配戴框架眼镜所无法比拟的。此外，角膜接触镜还具有治疗角膜病变以及美容等功效。

（一）角膜接触镜与眼表微环境

角膜是主要的眼屈光介质，具有良好的自我保护和修复特性。角膜无血管，其营养代谢主要来自房水、泪膜和角膜缘血管网。角膜代谢所需的氧 80% 经由泪液吸收，15% 来自角膜缘血管网，仅 5% 来自房水。角膜代谢所需的葡萄糖主要由房水中扩散而来，也有一部分由泪膜和角膜缘血管中获取。角膜的感觉由三叉神经的眼支支配，神经末梢直接分布于角膜上皮细胞层。

隐形眼镜并非直接覆盖在角膜上，而是通过泪液贴附在角膜表面。这层泪液主要起润滑保护作用，并且在眨眼时可实现部分镜片下泪液更换。泪液的更换可为角膜提供氧及营养物质，并同时清除代谢产物。接触镜材料的亲水性和透氧性可直接影响配戴者角膜的生理代谢，角膜接触镜使用不合理会引起泪液的稳定性下降、角膜组织缺氧的表现。而泪液中的蛋白质、脂质成分容易吸附在镜片表面，长时间的沉积可导致过敏反应及感染。

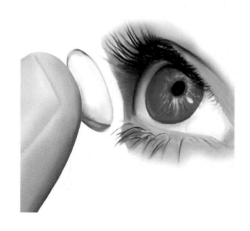

（二）角膜接触镜的常见参数

隐形眼镜镜片通过泪液贴附在角膜上，镜片、泪液和眼屈光介质组成了一个新的屈光系统。接触镜的基本特征包括硬度、韧度、折射率、透氧率、含水量、抗张强度等。其中，透氧率和含水量是两个常用参数，直接反映了镜片的特性。

1. 透氧率　是评估隐形眼镜氧气通透性能的一个重要指标，受镜片材料、含水量、厚度、松紧度等多方面因素的影响。通常以透氧系数（Dk 值）表示，为氧在材料中的弥散系数与溶解度的乘积。Dk 值为 50～90 为中透氧系数，小于 50 为低透氧系数，大于 90 为高透氧系数。

2. 含水量　含水量是指镜片中所含水分占整个镜片重量的百分比，含水量越高，镜片的吸水能力越强。较理想的含水量在 50%～60%。水分具有传导氧分的作用，因此高含水量的镜片透氧性好，但容易出现变形和镜片下的沉淀，初戴者不建议选择该类型；低含水量的镜片透氧性差，但变形程度较小，不易出现水分蒸发。

（三）角膜接触镜的分类

按照软硬度及材料，接触镜可分为两类。

1. 硬性角膜接触镜　早期的硬镜是由聚甲基丙烯酸甲酯（PMMA）为主制作的，因为透氧性差、配戴不舒适的缘故现已基本弃用。目前使用较多的是硬性透氧性角膜接触镜（RGP），具有良好的透氧性能、耐用、抗沉淀性等优点。由于自身硬度高，不易变形，硬镜被用于矫正中高度的屈光不正，对于圆锥角膜、角膜外伤等高度散光的效果尤佳。硬镜具有护理方便、并发症少、安全性高等优点，但验配的流程比较复杂，初戴时需要 1～2 周的适应过程。

角膜塑形镜（OK 镜）作为一种特殊的硬性接触镜，具有中央平坦周边陡峭的特点，通过对中央区角膜的压平作用改变角膜中央曲率，达到降低近视度数的效果。配戴者在夜间睡觉时戴上，白天醒来即取下，可获得理想的裸眼视力，对控制近视发展有一定的作用。

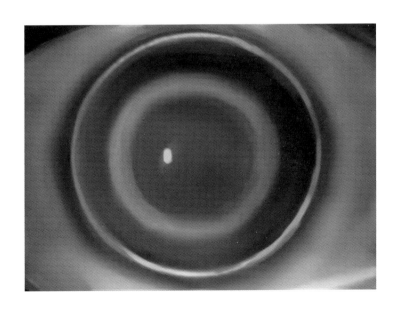

2. 软性角膜接触镜　由含水的高分子化合物（包括水凝胶和硅水凝胶）制成，具有镜片柔软、配戴舒适、验配简便等优点。尤其硅水凝胶材料拥有双通道结构，透氧性好，可用于眼表疾病的治疗。但软镜的强度低，可塑性强，不可用于矫正角膜散光。此外，软镜表面极性强，容易吸附泪液中的沉淀物、微生物以及护理液成份，使用前应严格清洗消毒。

（四）哪些人适合配戴角膜接触镜

角膜接触镜适用的范围广泛，不仅和框架眼镜一样矫正视力，还具有治疗和美容等功能。

1. 矫正屈光不正　角膜接触镜可矫正不同类型的屈光不正，尤其适用于屈光参差、无晶状体眼及高度散光者。两眼度数相差过大或者一眼是无晶状体的状态，框架眼镜会造成两眼物像相差太大而无法融合，戴角膜接触镜能克服上述现象，从而保持双眼单视。多焦点和非球面镜片还可用于矫正老视及减少高阶像差。硬性接触镜适用于矫正角膜瘢痕或圆锥角膜引起的不规则散光。

2. 治疗眼部疾病　治疗性接触镜大多含有药物，配戴后可缓慢释放药物，达到治疗眼病的效果，可用于治疗角膜变性、角膜溃疡，促进伤口愈合和减少瘢痕形成；虹膜有缺损的人，有色角膜接触镜起到人工瞳孔的作用；弱视治疗时用于遮盖视力较好眼的角膜。

3. 美容　角膜接触镜可以帮助一些近视度数特别高、不愿意戴厚重的框架眼镜的人实现愿望。

（五）角膜接触镜的配戴事项

配戴角膜接触镜，需综合术前检查（包括角膜的形态参数及屈光度数）、用眼习惯以及个人经济情况，选择与自身角膜相匹配的镜片。初次配戴时，需检查接触镜与角膜的配适情况（镜片的定位、松紧度、移动度等），观察眼睛的舒适程度及矫正视力。建议在首次配戴后的1周、1个月、3个月以及6个月完成随访。

隐形眼镜是通过泪液和眼球表面接触，需特别留意干眼、视疲劳以及角膜、结膜的并发症，其主要与佩戴时间过长、不正确配戴以及个人不良卫生习惯有关。

角膜并发症：角膜上皮脱落、角膜炎、角膜新生血管、角膜知觉减退等。

结膜并发症：感染性结膜炎、巨乳头性结膜炎、过敏反应等。

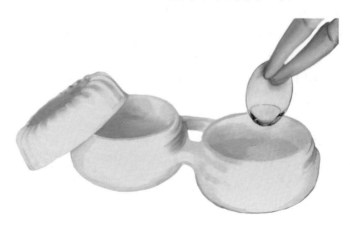

1. 配戴角膜接触镜的禁忌证

（1）年龄过小不能自行配戴并且不配合。

（2）有感冒、发热等上呼吸道感染症状。

（3）患有糖尿病、关节炎等系统性疾病、全身过敏体质者。

（4）有活动性眼病（如角膜炎、结膜炎、沙眼、角膜变性）和严重干眼。

（5）服用激素、抗生素、抗组胺药物期间。

（6）特殊职业（游泳运动员、拳击手等）与特殊工种（长期在干燥、烟雾、灰尘环境工作）。

（7）女性经期和孕期。

2. 配戴注意事项

（1）保持良好的卫生习惯，如镜片镜盒及时清洗、戴镜前清洗双手、留短指甲。

（2）配戴时间不宜过长，必要时可与框架眼镜交替使用。

（3）留意镜片的使用周期，出现镜片沉淀或变色立即更换。

（4）先戴眼镜后化妆，先摘眼镜再卸妆。

（5）游泳洗浴时不戴隐形眼镜，睡觉前应取下隐形眼镜。

（6）滴眼药水时取下隐形眼镜。

近视激光手术的现状

近视眼在日常的工作学习中给我们造成了诸多不便，并且直接影响着生活质量的高低。这其中不乏一些人，有诸如参军、公招体检、职业需求，想通过近视激光手术摘掉眼镜或让镜片变薄。与此同时，随着人们对高质量阅读的需求，越来越多的人希望获得清晰的视力。因此，近视眼手术是一个与大众生活息息相关的系统工程。

角膜是眼睛屈光的重要组成部分，酷似照相机的镜头。近视激光手术是一种通过激光重塑角膜的形态，进而改变眼屈光度的矫正方法，这种手术方式目前在临床中应用也最广。特别是近些年，新技术、新手术设备层出不穷，近视激光手术呈现出安全性高、精确度高、创伤小、术后疗效稳定等优势。现就大家关心的一些常见问题以及目前通用的手术方式予以介绍。

（一）手术安全性

激光手术治疗近视的原理是通过激光改变角膜前表面的弯曲度，使外界光线在视网膜上准确聚焦，从而矫正屈光不正。准分子激光是一种能够精确聚焦的紫外光束，切削精度高，对手术区周围组织不会产生损伤，对眼内组织的影响也较小。术后出现的并发症大多与机械刀制作角膜瓣有关。

飞秒激光技术代表了激光手术领域的最新进展，手术过程中并发症明显减少。其精确性可达到微米级，制作的角膜瓣厚度均匀一致，基质床更平滑，经个性化设计的角膜瓣稳定性也更高。而由于飞秒激光能完成更薄的角膜瓣，保留更多的角膜组织，从而扩大了近视手术的适应证。之前一部分因角膜薄、度数高而无法接受传统 LASIK 手术的患者，飞秒激光可以帮助他们实现脱镜的心愿。

（二）手术适应证

1. 对手术的期望值合理。
2. 年龄 ≥ 18 周岁。
3. 显著屈光参差的弱视儿童（年龄 <18 周岁）。
4. 屈光度稳定 2 年以上。
5. 排除相关眼病，如圆锥角膜、严重干眼、眼部活动性炎症等。
6. 无结缔组织病及自身免疫性疾病，如糖尿病、类风湿性关节炎等全身相关禁忌。
7. 瘢痕体质及妊娠哺乳期者除外。

严格掌握手术适应证，特别是对不需要或不适合做近视激光手术者，应积极引导其正确面对。

（三）手术方式

1. 准分子激光手术 近视激光手术，是应用准分子激光将角膜中央区削平，从而改变眼的屈光度，达到矫正近视目的。手术方式包括 LASIK、LASEK、PRK 等，LASIK 是目前主流的近视矫正术式。

（1）准分子激光原位角膜磨镶术（LASIK）：LASIK 的手术过程采用了微型角膜刀制作一个带蒂的角膜瓣，掀开角膜瓣后在基质床上进行准分子激光的切削，最后复位角膜瓣。该手术具有术后刺激症状轻、屈光状态稳定、视力恢复快等优点。**LASIK 多用于 1000 度以下近视以及散光的矫正。**

（2）准分子激光角膜上皮瓣下磨镶术（LASEK）：LASEK 就是用酒精浸润角膜上皮后分离出角膜上皮瓣（好比把角膜表面的上皮层揉起来），再予以准分子激光切削。但术后短期存在一定程度的畏光、流泪和酸痛等表现，术后需较长期使用激素类滴眼液。**LASEK 主要应用于低中度近视的矫正。**

（3）准分子激光屈光性角膜切削术（PRK）：PRK 手术是在去除角膜上皮后直接进行准分子激光切削，属于表面切削手术范畴。**早前主要用于角膜薄不适合接受 LASIK 手术的近视患者。**

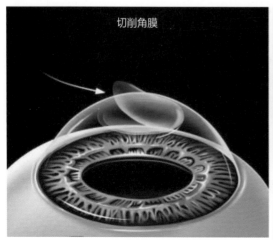
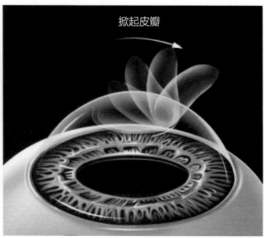

切削角膜　　掀起皮瓣

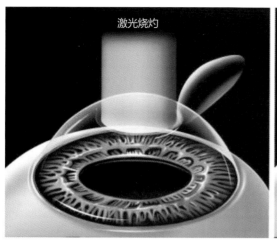
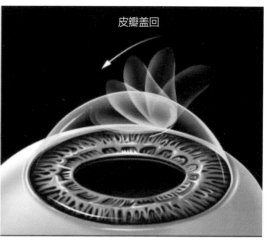

激光烧灼

皮瓣盖回

2. 飞秒激光手术 飞秒激光是近些年应用于角膜屈光手术的一种红外激光，它能聚焦到比头发的直径小得多的空间区域（2~3μm），进行精细的切割。

飞秒激光能在角膜基质中按预先的设计（包括瓣的位置、直径、厚度、侧切角度等）进行精确的扫描，制作出角膜瓣厚度均匀一致。与传统 LASIK 相比，飞秒激光制作角膜瓣更薄更光滑，安全性更高，术后的组织反应更轻，而完成角膜瓣所需的时间基本一致。

除了用于制作角膜瓣，飞秒激光还可用于在角膜基质中制作一个微透镜实现屈光矫正，因此又被称为"全飞秒激光角膜透镜取出术"。由于取出微透镜的小切口在角膜的 12 点钟方向，如同一个正对手术医师微笑的樱桃小口，故又被称为"全飞秒激光 SMILE（微笑）手术"。

该术式的最大优点在于只需飞秒激光一种仪器即可完成。整个过程没有掀开角膜瓣，组织创伤小，术后角膜稳定性更高，干眼发生率低。

飞秒 LASIK 与传统 LASIK 对比

	飞秒 LASIK（飞秒制瓣）	传统 LASIK（机械刀制瓣）
瓣厚度	90μm	100~110μm
精确度	5~10μm	30μm
瓣光滑度	更平滑	略粗糙
像差	进一步减少	存在
角膜愈合反应	更轻	较轻
花费	较高	较低

注：飞秒激光 LASIK 手术是用飞秒激光来制作角膜瓣，传统 LASIK 是用机械刀完成制瓣过程

飞秒 LASIK 与飞秒 SMILE 对比

	飞秒 LASIK	飞秒 SMILE
切口	较大	较小
掀开角膜瓣	需要	无需
创伤愈合反应	较小	微创
术后干眼	较少	很少
设备	飞秒激光 + 准分子激光	飞秒激光

注：飞秒 LASIK 手术是飞秒激光制瓣后准分子激光切削角膜基质，飞秒 SMILE 是以飞秒激光直接制作角膜基质内透镜

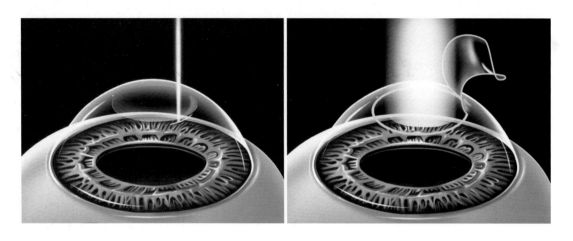

需要指出的是，在术后视力及其他视觉指标上，飞秒 LASIK、SMILE、普通 LASIK 取得的结果基本一致。

3. 个性化手术　个性化手术是根据患者术前检查结果，选择个体化的治疗方案。术中针对不同角膜及屈光的情况，进行不同角度及厚度的切削。个体化手术以波前像差引导和角膜地形图引导两种术式为主。术后的视觉质量得到明显提升，在夜间视力和精细成像方面有一定的优势。

（四）激光围手术期处理

首先，术前细致的检查可有效排除手术的禁忌证，指导手术方案的设计。术后定期的随访能第一时间评估手术的效果，并及时调整用药。这对于保障手术的安全性和有效性具有重要的作用。

1. 术前检查　一般要求软性隐形眼镜停戴 1 周，硬性角膜接触镜停戴 4 周方可进行术前检查。检查包括裸眼及矫正视力、医学验光、对比敏感度、角膜地形图、角膜厚度、高阶像差、眼压、眼轴长度、裂隙灯眼前节及眼底检查等。对于一些特殊的患者，还可辅助光学相干断层扫描（OCT）和视野检查。

2. 术后处理　激光术后第 1 天、1 周、1 个月和 3 个月必须完成复查。此后，最好每

隔 6 个月 ~ 1 年复查 1 次。通常需完成裂隙灯检查（主要观察角膜的愈合情况）、裸眼视力、电脑验光、眼压、角膜地形图等。必要时，测量对比敏感度、波前像差、泪膜稳定性等功能性参数。通过每次复查可有效评估手术效果，及时发现潜在并发症，并指导病人调整用药。需要特别注意的是，术后规范滴用眼药水及正确的用眼习惯对屈光度数的稳定起主要作用。

实例

一位 27 岁的女患者生活在广州，她有 400 度近视，从 15 岁开始戴眼镜，眼镜一直陪伴着她整个的学业过程。毕业后在一家公司做文职工作，每天需要处理大量的文书工作，不可避免长时间待在电脑屏幕前。她还有打网球、参加歌咏比赛的爱好，所以时常戴隐形眼镜。时间久了，泪液开始变少，还患过结膜炎。她花了一年时间搜索相关手术方法，咨询朋友圈中的医学方面人士，她最终找到一位值得信任的眼科医生。经过一系列术前检查，最终决定接受全飞秒激光小切口微透镜取出术（飞秒 SMILE）。手术结束后，她彻底松了一口气："世界看起来不一样了，变清晰了，我兴奋不已"。术后第一天，她的各项检查均达到满意的结果。

（董子献）

第 三 章

角结膜疾病

| 感染性角膜炎的特点 |

人眼角膜位于眼球前部的最外层，是光线进入眼内的第一窗户。组织学上可分为五层，从外到内依次是角膜上皮层、前弹力层、基质层、后弹力层、内皮层，以基质层厚度所占的比例最大（约90%）。角膜透明，是人眼重要的屈光间质，占眼球全部屈光力的3/4。

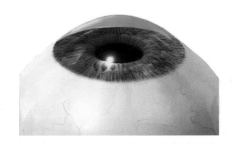

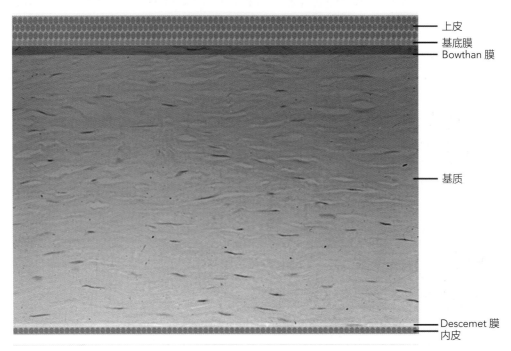

上皮
基底膜
Bowthan 膜

基质

Descemet 膜
内皮

角膜组织没有血管，其营养来源除房水供应外，部分依赖角膜缘血管网。在各种外来感染源或内病因的作用下出现角膜组织的免疫反应。由于角膜的新陈代谢较为迟缓，更容易受到内、外毒素的影响而发生持续性免疫反应，引起局部组织的炎症和坏死。邻近组织的炎症如严重的结膜炎，可经蔓延致角膜浅层的炎症。角膜浅层有丰富的三叉神经末梢，因而刺激症状明显。

（一）角膜炎的临床表现

目前，角膜病占我国致盲眼病的第二位，约占 15.4%。主要表现为患眼异物感、疼痛、畏光、流泪、眼睑痉挛等刺激症状，并伴有视力障碍、分泌物增加等症状。眼部体征包括睫状充血、角膜水肿或溃疡、角膜后沉着物、前房炎性渗出、虹膜前 / 后粘连、瞳孔缩小。

常见的并发症：角膜穿孔、角膜瘢痕、虹膜睫状体炎、继发性青光眼、角膜葡萄肿、角膜瘘、眼内感染，严重者最终可出现眼球萎缩。

（二）角膜炎的病程

1. 炎症阶段 当角膜上皮损伤脱落时，病原体可通过破口侵入角膜引起炎症，表现为房水混浊、角膜后沉着物、虹膜周边前或后粘连，并形成继发性青光眼，严重者可出现瞳孔闭锁和前房积脓。

2. 角膜浸润 炎症细胞向角膜病灶处移动形成浸润，吞噬病菌和溶解坏死组织，表现为角巩膜缘充血，组织混浊水肿，病灶处高出角膜表面。

3. 愈合或溃疡形成 部分炎症浸润被吸收后，角膜的透明性可部分或完全恢复。部分炎症未被控制，进一步进展为角膜基质的化脓、坏死，脱落形成溃疡。角膜溃疡会同时向周边及深层进展，并最终形成角膜穿孔，发生房水外溢，前房变浅甚至消失。大的角膜溃疡会出现虹膜脱出、瞳孔移位、角膜葡萄肿。

4. 退行期 病灶周边的上皮细胞向溃疡中心进展，修复缺损，刺激症状减轻。由于前弹力层和基质层受累，可在角膜遗留瘢痕。

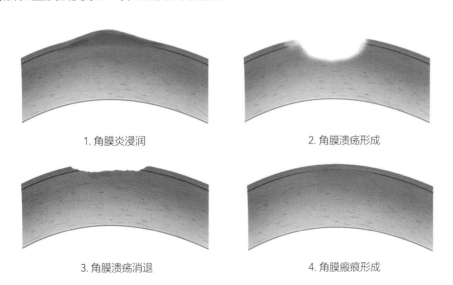

1. 角膜炎浸润

2. 角膜溃疡形成

3. 角膜溃疡消退

4. 角膜瘢痕形成

（三）感染性角膜炎的分类

根据感染源的不同，感染性角膜炎主要分为病毒性、细菌性、真菌性以及阿米巴性。

1. 病毒性角膜炎 多有感冒病史，进展缓慢，可反复发作。主要表现为角膜刺激症状、视力障碍，并伴有角膜知觉减退。该病一般沿三叉神经发病，还可出现眼睑或睑缘皮肤的疱疹。常见的病原菌为单纯疱疹病毒、带状疱疹病毒和腺病毒。上皮型以典型的树枝状或地图状上皮缺损为特征，基质型多表现为角膜基质浸润，内皮型主要表现为角膜水肿。

2. 细菌性角膜炎 多有角膜外伤史，起病急，病程进展快。可有明显的刺激症状，视力减退伴大量分泌物。该病常引起急性化脓性角膜溃疡，溃疡面的坏死组织呈"胶冻"样，并伴有黄色的前房积脓。炎症如未被控制，短期内会发生角膜的融解甚至穿孔。角膜刮片及分泌物培养可明确诊断。本病的常见细菌为肺炎双球菌、葡萄球菌、链球菌、绿脓杆菌。

3. 真菌性角膜炎 多有植物外伤或长期应用激素史，病程进展缓慢，早期症状轻，溃疡表面呈牙膏样或舌苔样外观为其特征，质地疏松，通常病灶周围有浅沟及卫星灶，伴有黏稠的前房积脓。常见的致病菌为曲霉菌，其次为镰刀菌。共聚焦显微镜及组织刮片可检到真菌菌丝，或坏死组织培养发现有真菌生长。

4. 棘阿米巴性角膜炎 是阿米巴原虫感染引起的慢性进行性角膜溃疡，属于严重的致盲性眼病。多单眼发病，主要表现为患眼剧痛、环形角膜基质炎以及角膜放射状神经炎，与佩戴接触污水的角膜接触镜、饲养家禽及宠物有关。

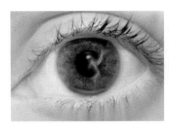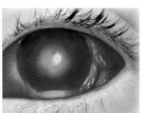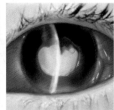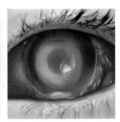

各种感染性角膜炎的表现

（四）眼部检查

裂隙灯检查、角膜荧光素试验、角膜组织刮片检查、直接取溃疡面坏死组织行培养查找病原体、共聚焦显微镜检查。

（五）治疗

感染性角膜炎一旦确诊，应立即采取措施控制感染，将角膜炎的后遗症减少到最低。患眼合并有睑内翻、倒睫、慢性泪囊炎或角膜异物的情况，应及时处理和治疗。

1. 病因治疗 根据不同的病原体选择敏感的抗病毒或抗菌药物。角膜溃疡者，在药物治疗前可从溃疡处直接取材，涂片染色找病原菌。结合临床表现作出初步诊断后常规应用广谱抗生素眼液。细菌或真菌培养及药物敏感试验出结果后再调整为敏感的抗生素。病情控制后仍需维持用药一段时间，防止复发。

2. 病毒性角膜炎上皮完好者可联合应用肾上腺皮质激素和抗病毒药物，上皮型角膜炎禁用肾上腺皮质激素。

3. 存在过多眼分泌物，可用生理盐水或 3% 硼酸溶液冲洗结膜囊，以清除分泌物、坏死组织、细菌及细菌产生的毒素。

4. 角膜溃疡进展期可局部应用胶原酶抑制剂，并口服维生素 B、维生素 C，促进溃疡愈合，病情严重者可直接结膜下注射给药；即将穿孔的角膜溃疡应嘱患者卧床、避免打喷嚏或咳嗽，同时给予患眼加压包扎及降眼压药治疗；溃疡已穿孔者可行结膜瓣遮盖术，存在角膜瘘者应进行局部烧灼。

5. 并发虹膜睫状体炎或有瞳孔缩小者应局部应用 1% 阿托品眼液及眼膏充分散瞳，解除眼内肌痉挛，必要时可结膜下注射散瞳合剂。

6. 较大的角膜白斑在炎症稳定后可行角膜移植术。

| 非感染性角膜炎的诊治 |

目前，临床上最常见的致角膜炎的病因是感染因素。随着自身免疫系统疾病的高发，另一类非感染性角膜炎正呈现逐年增加的趋势。其是由一系列非感染因素导致的特殊角膜病变总称，患者多表现为疼痛、畏光、流泪、眼睑痉挛等刺激症状，不同程度的视力下降，以及反复发作的角膜混浊浸润、溃疡及瘢痕组织形成。不同于感染所致的角膜炎，非感染性角膜炎一般分泌物不多或无分泌物。

（一）非感染性角膜炎的分类

1. 免疫性 自身免疫因素致蚕蚀性角膜溃疡、泡性角膜炎等，部分巩膜炎也可累及到角膜，如硬化性角膜炎。

2. 外伤性 严重的眼球钝挫伤、内眼手术等致角膜内皮细胞数量下降及功能丧失，可出现无菌性炎症和角膜上皮持续性大泡。

3. 全身病性 某些全身病如糖尿病、维生素 A 缺乏症等，可引起角膜上皮剥脱、角膜软化症以及神经麻痹性角膜炎。

（二）典型疾病

1. 蚕蚀性角膜溃疡 又称 Mooren 角膜溃疡，是一种慢性、进行性、疼痛性角膜溃疡。本病病因尚不明确，可能为某些炎症或感染因素诱导角膜及结膜的抗原性改变，从而使机体产生自身抗体。体液免疫和细胞免疫均参与了疾病的病理过程。由于蚕蚀性角膜溃疡是特发性的，诊断时需排除其他可引起周边性角膜溃疡的全身性胶原血管疾病，如类风湿性关节炎、Wegener 肉芽肿等。

患者可单眼或双眼发病，双眼发病者复发率明显高于单眼患者。病程发展较缓慢，主要表现为剧烈眼痛、畏光、流泪及视力下降等症状，疼痛一般沿三叉神经眼支分布区域放射。周边角膜可出现环周溶解，溃疡愈合后会形成角膜瘢痕，导致不规则散光及视力下降；中央角膜瘢痕可致患眼视力显著受损甚至致盲。

蚕蚀性角膜溃疡通常起始于周边部角膜的灰白色浸润，几周内浸润区出现角膜上皮脱落和基质溶解，并发展成边缘性溃疡。溃疡进一步沿角膜周边部发展，并向中央角膜呈匐行扩展，与角膜缘之间无透明间隔，朝向中央的进行缘呈潜掘状，最终侵蚀整个角膜。溃疡底部逐渐由来自角膜缘的纤维血管组织覆盖，导致角膜瘢痕形成，病变附近的球结膜和巩膜常有炎性浸润和水肿。

2. 角膜软化症　本病主要是由维生素 A 摄入不足、吸收不良或机体消耗过多所致，多见于 3 岁以下有发热消耗性疾病、喂养不当或慢性腹泻的婴幼儿。

本病一般是双眼受累，早期主要表现为夜盲症，结膜及角膜上皮干燥无光泽。随着干燥的加剧，球结膜明显干燥，并出现特征性白色泡沫状三角形斑（Bitot 斑），角膜出现雾状混浊呈毛玻璃状，并伴有知觉减退。终末期可出现角膜的溶解坏死、前房积脓。

除了眼部症状外，患儿还可出现皮肤、消化道、呼吸道等上皮系统的病变，如皮肤干燥、腹泻、支气管肺炎等。临床上根据致维生素 A 缺乏的相关病史、典型临床表现以及血清维生素 A 含量过低，即可明确诊断。实验室检查尿液中找角化的上皮细胞可帮助诊断。

治疗主要围绕纠正病因，补充大量维生素 A，结合抗生素眼液及眼膏防治继发感染，并同时治疗全身性疾病。

（三）诊断及治疗

非感染性角膜炎属于一系列非感染因素导致的角膜病变总称。这类疾病临床主要表现为眼部刺激症状，病变位于中央者可出现视力下降，裂隙灯检查可有睫状充血、角膜的组织水肿、灰白色浸润及溃疡，愈合后残留带新生血管的瘢痕组织，严重者可引起穿孔。诊断还需结合病史及相关辅助检查结果，包括实验室检查、共聚焦显微镜及印迹细胞学检查，进行综合判断。

本病一般无特效的治疗方法，需兼顾去除病因与促进组织修复两方面。

（1）查找去除病因，如角膜软化者应补充维生素 A。

（2）局部应用糖皮质激素、胶原酶抑制剂（如半胱氨酸眼液、自体血清）、环孢霉素 A 或 FK506 滴眼液控制免疫反应。必要时可全身应用免疫抑制剂如环磷酰胺、甲氨蝶呤。抗生素眼液及眼膏可防止和治疗混合感染。

（3）存在角膜上皮缺损者原则上禁用糖皮质激素，应联合人工泪液、小牛血清等促进上皮修复的药物。

（4）支持疗法，适当补充 B、C 类维生素，还可戴用治疗性软性角膜接触镜。

（5）严重角膜病变者，根据病变的范围及深浅可选择羊膜移植、结膜瓣遮盖以及板层角膜移植、穿透性角膜移植。

｜角膜变性与角膜营养不良｜

角膜变性与角膜营养不良都是临床上较少见的角膜组织病理学改变。角膜变性的常见病因是眼部炎症性疾病，角膜营养不良是一种与遗传有关的原发性角膜病变。

（一）角膜变性

角膜变性是指角膜营养不良性退行性变引起的角膜混浊，常为双眼发病。本病病程进展缓慢，病变形态各异，多无炎症性刺激症状。组织病理学检查可发现角膜组织内脂肪变性、钙质沉着、玻璃样变性等退行性改变。

1. 角膜老年环 角膜老年环是一种常见的双侧性角膜周边变性，具有一定的遗传倾向，常见于 50 岁以上的正常人。患者常无自觉症状，主要表现为双眼角膜周边部出现灰白色环形混浊带，1.5～2mm 宽，环与角膜缘之间有一透明带（0.3～1mm 宽）分隔。一般混浊开始出现在角膜上下方，此后逐渐发展成环状。老年环外侧边界清楚，内侧边界稍模糊。

其发生与脂质在角膜周边部沉积有关，多见于高血脂和高胆固醇的患者。病理学上表现为类脂质沉积于角膜基质层内。本病有时可发生在青壮年，称为青年环，属于一种先天性异常。往往局限在角膜缘的一部分，但不形成环状。原则上，角膜老年环不影响视力，无需治疗。

2. 边缘性角膜变性 Terrien 角膜边缘变性是一种特殊类型的角膜边缘部变性，临床上较为少见。通常为双侧性，多见于中年或老年人。病变多开始于上方角膜缘，先出现点状混浊，后逐渐形成半月形沟状凹陷，基质变薄，表面有新生血管和完整的上皮层覆盖。近中央侧边缘锐利，呈白线状。患眼可出现畏光、流泪、异物感等刺激症状。组织变薄区在眼内压作用下可逐渐向前膨隆，常因角膜不规则散光而出现视力明显下降。当不能承受眼内压或因轻微外伤导致角膜穿孔或破裂，并伴有虹膜脱出。晚期可并发眼球萎缩。病理学上表现为角膜胶原纤维变性和脂肪浸润。本病病因不明，可能与免疫反应性炎症有关。

本病在早期无需特殊治疗，嘱患者避免用力揉眼及预防碰伤。重者可行板层角膜移植术，修补和加固角膜变性区。

3. 带状角膜变性 又称钙质沉着性角膜变性，是发生在角膜前弹力层的灰白色细点状钙质沉着。患眼可出现视力下降、异物感等表现。病变起始于睑裂区角膜缘部，与角膜缘之间有一狭窄透明区分隔。此后逐渐向中央发展，汇合成一条带状混浊，横过角膜的睑裂区。病变后期可侵犯角膜基质层，有时伴有新生血管。晚期带状混浊常高出上皮平面，出现刺激症状。常继发于慢性眼病（包括绝对期青光眼、葡萄膜炎或角膜炎后）或钙、磷代谢紊乱的全身性疾病。

本病治疗一般先刮除角膜上皮后，滴用 0.2%～0.5% 依地酸钙钠（EDTA-Na）眼药水，使其发生螯合作用去除钙质。晚期如有视功能存在或为了美容目的，混浊限于基质浅层者，可行板层角膜移植术。此病在数年内常复发。

（二）角膜营养不良

角膜营养不良是一类少见的原发性进行性角膜病变，多双眼发病。本病进展缓慢或静止不变，一般与遗传因素相关。根据受累部位的不同可分为上皮基底膜、基质和内皮营养不良三种类型。目前，已找出一些与角膜营养不良相关的基因，如 Meesman 角膜上皮营养不良为 17q12 上的角蛋白 12 和 12q13 上的角蛋白 13 基因发生改变；II 型格子状角膜营养不良为 9q34 染色体位点上的 *Gelsolin* 基因发生改变。

1. 上皮基底膜营养不良 又称地图-点状-指纹状营养不良，可能为显性遗传，是最常见的前部角膜营养不良，以女性患病多见。发病时中央部角膜出现上皮层及基底膜的灰白色小点或斑片、地图样和指纹状细小线条，并可发生上皮反复性剥脱。患者表现为自发性反复发作的疼痛及刺激症状，可出现暂时性视物模糊。

治疗以局部使用 5% 氯化钠眼药水和眼膏，以及人工泪液。存在上皮剥脱时，可佩戴软性接触镜，必要时需刮除上皮后戴绷带镜。部分患者也可采用准分子激光治疗性角膜切削术（PTK）去除糜烂的角膜上皮，促使角膜上皮新生。

2. 颗粒状角膜营养不良　属于常染色体显性遗传，是双眼对称性角膜基质层营养不良。目前的研究证实，颗粒状角膜营养不良为 5q31 染色体位点上的角膜上皮素基因突变所致。颗粒物的性质和来源不清，可能是细胞膜蛋白或磷脂异常代谢的产物。

一般患者 10～20 岁发病，可多年无症状，至青春期后明显。发病时可有不同程度视力下降，存在角膜上皮糜烂还会引起眼红与畏光。角膜中央前弹力层下可见灰白色点状混浊，合成大小不等的圆形或不规则团块，并逐步向角膜基质深层发展。一般界限清楚，病灶之间角膜完全透明。

颗粒状角膜营养不良早中期无需治疗，当视力明显下降影响到日常工作生活时，可考虑 PTK 或角膜移植术。

3. Fuch 角膜内皮营养不良　属于常染色体显性遗传病，以双侧角膜内皮的进行性损害，最后发展为角膜内皮失代偿为特征。病理改变为角膜后弹力层散在灶性增厚，形成角膜小滴，突出于前房，其尖端处的内皮细胞变薄，内皮细胞总数减少。

多见于绝经期妇女，可在 50 岁后出现症状。早期病变局限于内皮及后弹力层时，一般无自觉症状。后弹力层一旦形成滴状赘疣，推压内皮凸向前房，后弹力层会弥漫性增厚。出现角膜内皮功能失代偿时，可出现基质层和角膜上皮的水肿，患眼可有视力下降、虹视和雾视表现，晚期发展为大泡性角膜病变时会出现疼痛、畏光及流泪。

早期无症状病例无特殊治疗，可局部滴角膜生长因子眼液和人工泪液。有角膜水肿、内皮失代偿者治疗同大泡性角膜病变。

｜圆锥角膜的特点｜

圆锥角膜是一种非炎症性、进行性角膜疾病，主要表现为中央区角膜进行性变薄，向前突出呈圆锥状。本病多发生于 20 岁左右的青年，女性较多，普通人群中发病率为 1/2000，通常为双眼先后发病。患眼可出现高度不规则近视散光，晚期还可发生急性角膜水肿，形成瘢痕。

（一）圆锥角膜的病因

圆锥角膜的病因不明，可能是遗传性发育异常（多认为本病是常染色体隐性遗传病），可伴有其他眼部先天性异常，如先天性白内障、先天性无虹膜、Marfan 综合征、视网膜色素变性等。也有人报告是与内分泌紊乱和变态反应性疾病有关。此外，角膜屈光手术后或接受过角膜移植术后发生的圆锥角膜则称为医源性圆锥角膜。

（二）临床表现

圆锥角膜的典型特征为中央或旁中央角膜圆锥形扩张伴基质进行性变薄。裂隙灯显微镜检查，光学切面呈特殊的圆形或椭圆形圆锥，锥顶常位于角膜中央偏颞下方，锥顶处角膜最薄，仅为正常角膜厚度的 1/5～1/2。大多数的圆锥角膜以角膜的前表面向前突出，称为前部圆锥角膜。也有表现为角膜后表面向前变突，前表面弧度正常，称为后部圆锥角膜，但临床比较少见。

根据疾病的进展，圆锥角膜可分为三期：

（1）早期：表现为近视度数加深，并发展为散光或不规则散光，一般框架眼镜可以矫正。

（2）中期：出现严重的不规则散光及高度近视，视力明显下降，此时框架眼镜已无法矫正，需用角膜接触镜来矫正。裂隙灯检查可见角膜中央顶端逐渐变薄，向前锥状突起等特征性体征。

（3）晚期：角膜后弹力层破裂而发生急性圆锥，可引起中央区角膜基质的急性水肿。一般6～8周水肿吸收后会形成瘢痕性混浊，患眼视力严重下降，需进行角膜移植术。

在病变发展过程中，圆锥角膜患者可有以下特征性体征：

（1）角膜中央感觉变得迟钝，称为 Axenfeld 征。

（2）患眼向下注视时，可见圆锥压迫下睑缘，使下睑缘出现一个弯曲，称为 Munson 征。

（3）角膜基质板层内皱褶增多，引起垂直性 Vogt 条纹。对眼球施加压力时，可使其消失。

（4）半数病例圆锥底部附近的上皮下可出现黄褐色 Fleischer 环，直径5～6mm，环宽约0.5mm。一般认为是泪液浸渍圆锥底引起含铁血黄素沉着于上皮或前弹力层所致。

（三）相关眼部检查

中晚期圆锥角膜易于确诊，早期病例诊断较为困难。常规检查项目包括裂隙灯检查、角膜地形图检查。目前，临床上较多应用 Pentacam 眼前节分析系统或 Orbscan 眼前节系统，能较早期的发现圆锥角膜。此外，共聚焦显微镜检查、Placido 盘、角膜曲率计、视网膜检影等也可帮助诊断。

（四）圆锥角膜的治疗

圆锥角膜的治疗主要分为光学矫正和手术治疗两方面。

1. 早期圆锥通过框架眼镜就能矫正；角膜表面变成不规则散光时，可通过配戴硬性角膜接触镜（RGP）提高视力。

2. 早、中期圆锥不能通过镜片矫正者，可在角膜的旁中央区植入基质环（Intacs），达到降低角膜曲率，提高裸眼视力的效果。

3. 核黄素角膜胶原交联术主要采用紫外线 A 激活核黄素产生活性氧族，诱导角膜胶原纤维之间发生化学交联反应，增强角膜的机械强度和阻止圆锥的进展。

4. 晚期圆锥角膜患者出现角膜瘢痕，视力无法矫正提高，可行穿透性或板层角膜移植术。

| 感染性结膜炎的特点 |

结膜炎是外界和机体自身因素作用而发生的结膜炎性反应。致结膜炎的因素包括感染因素（如细菌、病毒）、过敏原（如花粉）、化学物质（如香烟、化妆品）以及刺激物（如灰尘）等。结膜炎一般不会对视力产生明显影响，当炎症波及角膜或引起并发症时可导致视力受损。"红眼病"医学上称为急性结膜炎，属于季节性传染病。

感染性结膜炎是由病原微生物引起的结膜炎症，多与用眼习惯有关。常见的致病因素包括细菌、病毒、衣原体和真菌。主要经直接接触感染，如接触病人眼分泌物或与结膜炎患者握手或用脏手揉眼睛等被传染。感染性结膜炎的潜伏期视病菌的种类而定，急性结膜炎为 5～7 天。

（一）临床表现

结膜炎可单眼或双眼同时或先后发病，主要症状包括：

- 眼红
- 流泪
- 眼痒
- 烧灼感、异物感
- 分泌物增多
- 眼睑沉重感

当病变累及角膜时可出现畏光、流泪及不同程度的视力下降。

常见体征：

（1）结膜充血：结膜血管充血的特点是愈近穹隆部充血愈明显，血管呈网状分布，色鲜红，可伸入角膜周边形成角膜血管翳，滴用肾上腺素之后充血很快消失。

（2）分泌物：水样分泌物常见于病毒性结膜炎；脓性分泌物多见于淋球菌性结膜炎；黏液性或卡他性分泌物多见于细菌性或衣原体性结膜炎。

（3）结膜水肿：结膜炎症致使结膜血管扩张、渗出导致组织水肿。

（4）乳头增生与滤泡形成：可位于睑结膜或角膜缘，表现为隆起的多角形马赛克样外观，充血区域被苍白的沟隙所分离。滤泡呈黄白色、光滑的圆形隆起，直径 0.5～2.0mm，常发生于病毒性和衣原体性结膜炎。

（5）结膜下出血：多为点状或小片状，病毒所致的流行性出血性结膜炎常可伴结膜下出血。

（6）膜与假膜：膜是附着在结膜表面的纤维素渗出，假膜易于剥离，而真膜不易分离，强行剥离后创面出血，真膜的炎症反应更为剧烈。

（7）结膜瘢痕。

（8）耳前淋巴结肿大。

（9）结膜肉芽肿。

沙眼的病变以上睑为主，病毒所致的急性滤泡性结膜炎则是以下睑为主。细菌性结膜炎的卡他症状较显著，病毒性结膜炎可引起水样分泌物，淋球菌所致的结膜炎则出现大量的脓性分泌物。

（二）辅助检查

1. 结膜刮片 革兰染色和吉姆萨染色初步确定病原菌的种类和结膜的炎症反应特点，如病毒性感染可表现单核细胞增多或出现多核巨细胞，细菌感染以白细胞的浸润为主，衣原体感染可引起结膜上皮细胞胞浆内形成包涵体，并有淋巴细胞、浆细胞。

2. 细菌学检查 结膜刮片和分泌物的细菌培养和药敏试验有助于病原学诊断；考虑

是衣原体或病毒感染，可进行实验室病原体分离或应用 PCR 技术辅助诊断。

（三）结膜炎的治疗

结膜炎以局部治疗为主。

（1）治疗前可先用棉签拭去结膜囊内的黏液或分泌物，并以生理盐水或 2%～3% 硼酸溶液冲洗结膜囊。

（2）局部用药：抗生素或抗病毒滴眼剂。病原菌未明确前，一般选择广谱抗生素如氟喹诺酮类、氨基苷类抗生素；待病原学诊断结果后，局部予以敏感的抗生素或抗病毒眼药水及眼膏。

严重的结膜炎如淋球菌性结膜炎，则需结合全身用药治疗。

（四）结膜炎的预防要点

（1）平时搞好个人卫生，养成勤洗手、勤剪指甲的习惯。

（2）不用手揉眼，不与他人共用毛巾、眼药水。

（3）起居规律，不熬夜，提高抵抗力。

（4）加强卫生知识普及，避免交叉感染，公共场所如游泳池应定期消毒。

（5）患者使用过的器具、毛巾应勤更换并严格消毒。

（6）结膜炎患者应注意隔离，经治疗康复后再去参加社会活动，学龄儿童治疗痊愈后方可返回校园。

| 过敏性结膜炎的特点 |

近年来，由于空气污染的加重、室内装饰的普及等原因，人们越多机会接触到致敏物，时常有人会患结膜的过敏反应。发作时，患眼常出现眼红、眼睛发痒、泪眼汪汪的样子，甚至还有眼睑肿胀、眼窝周围的组织水肿。患者常因眼睛发痒而养成揉眼的习惯，严重时还会影响到日常生活。

过敏性结膜炎，通俗的说法，就是由于接触变应原而引起的结膜过敏反应。好发于春夏季节，儿童青少年是这一疾病的高发人群。随着年龄增长症状逐步减轻；大约半数的患者并发其他过敏性疾病（如支气管哮喘等），或者具有过敏性疾病家族史。常见的过敏原包括植物花粉、灰尘、化妆品、药物、香皂、动物毛发、香水、隐形眼镜及其护理液等。其中，花粉杂草过敏引起的结膜炎多呈季节性变化；对尘螨和动物毛发过敏的患者常年都可发病。

（一）发病机制

过敏性结膜炎包括Ⅰ型变态反应及Ⅳ型变态反应，其中Ⅰ型变态反应呈速发型，其引起的过敏性结膜炎最常见，包括季节性过敏性结膜炎、常年性过敏性结膜炎、巨乳头性结膜炎、春季角结膜炎等。Ⅳ型变态反应所致的过敏性结膜炎呈迟发型，主要有泡性结膜炎。

过敏性结膜炎的病程分两个阶段：

1. 速发反应 位于结膜下的肥大细胞，其细胞膜表面结合着 IgE 抗体。当过敏原颗粒进入，将引起 IgE 抗体交联，导致肥大细胞脱颗粒，释放多种炎症介质、趋化因子。其中，组胺是主要的炎症介质，可引起瘙痒、血管扩张和血管壁通透性增加。

2. 迟发反应 速发相中释放的多种趋化因子可引起嗜酸性粒细胞、中性粒细胞、单核细胞、淋巴细胞等炎症细胞的浸润，形成迟发相反应。

（二）临床表现

过敏性结膜炎可发生于成人或儿童，以儿童居多。该病可反复发作，与气候变化及户外活动有关。患者常有过敏史（过敏性哮喘、鼻炎）或父母过敏史，一般双眼起病，多急性发作。主要症状包括眼部奇痒、烧灼异物感、畏光流泪，分泌物增加（多为黏液性）。过敏性结膜炎一般对视力不产生影响，较严重的病例可因角膜并发症而影响视力。眼部检查主要表现为结膜充血和（或）水肿，睑结膜乳头增生，球结膜颜色改变，眼睑皮肤红肿。一般数周后，急性症状消退，进入慢性期，此时可无任何不适。

（三）常见检查项目

1. 结膜分泌物涂片，在季节性过敏性结膜炎、常年性过敏性结膜炎及春季角结膜炎约半数患者可发现变性的上皮细胞及嗜酸性粒细胞。

2. 结膜刮片，一般可发现嗜酸性粒细胞增多，但阴性结果不能排除过敏性结膜炎的诊断。

3. 印迹细胞检查，过敏性结膜炎患者常发现变性的上皮细胞及嗜酸性粒细胞增加。

4. 皮肤试验及结膜变应原激发试验，主要帮助诊断过敏性疾病、寻找过敏原。

5. IgE 定量分析，过敏性结膜炎患者泪液和血清中 IgE 水平往往是升高的，但是 IgE 表达阴性也不能排除诊断。

（四）治疗

1. 一般治疗 过敏性结膜炎最有效的治疗方法是避免接触过敏原。比如，发作季节减少户外活动，避免接触草地、树花等；勤洗枕头套、被褥、床单等床上用品，更换旧家具、旧地毯；改善环境空气质量，室内注意通风，空调的过滤器应常清洗，吸尘器积极除尘；更换角膜接触镜护理液或者停戴角膜接触镜。

患者应注意眼部的个人护理，不要揉眼，并采用眼睛局部冷敷，减轻眼睑及眶周的组织水肿。平时注意营养和锻炼，作息规律，减轻过敏时发作反应。

2. 药物治疗 一般而言，局部用药在疗效上优于全身用药，而且全身副作用更小。急性过敏性结膜炎持续时间短，一旦症状消失，应及时停药，以避免长期应用血管收缩药引起停药后结膜反跳性充血、水肿。

（1）抗组胺药（如西咪替丁、依美斯汀）联合肥大细胞稳定剂（如色甘酸钠）可抑制变态反应，新型肥大细胞稳定剂奥洛他定、酮替芬能同时兼有抗组胺作用，效果较稳定，不良反应轻。

（2）糖皮质激素可抑制炎症的晚期相反应，通过抑制磷脂酶减少花生四烯酸衍生物的形成，对抑制免疫反应有明显效果。临床上用于肥大细胞稳定剂和抗组胺药无效的患者，但长期使用容易诱发白内障、青光眼等副反应，因此建议短期（小于6周）使用。新型糖皮质激素滴眼剂氟美龙、氯替泼诺安全性更优。

（3）免疫抑制剂如环孢霉素A及FK506能尽快控制炎症反应，局部应用可减少激素的使用量，适用于严重的春季角结膜炎病例。

（4）人工泪液能帮助稀释清除致敏原，降低炎症因子的浓度，适用于结膜炎并发干眼者；此外，治疗过敏性结膜炎的主要药物抗组胺药本身可导致干眼，干眼本身也会加重过敏性结膜炎的表现。因此，治疗过敏性结膜炎常需联合使用人工泪液。

（5）非甾体抗炎药能抑制花生四烯酸转化为前列腺素和血栓素，减轻炎症反应，可作为辅助治疗。

（6）拟肾上腺素药（如萘敏维）可收缩血管，缓解结膜的充血水肿。

药物连续治疗2～3周后效果欠佳，应请专科医师评估是否需行皮肤试验，协助明确致敏原，并考虑脱敏治疗的可行性。患有其他的过敏性疾病应同时治疗。

| 结膜下出血的认识 |

球结膜下出血是指结膜小血管破裂引起的出血，积聚于球结膜下。球结膜下出血多发生于睑裂区，秋冬季高发。由于球结膜下组织疏松，出血一般形状及大小不等，常成片状或团状。反复发作时，可沿眼球全周扩散，波及整个球结膜。

发病时，患者一般无任何不适感，常因发现"眼白"上出现一片红色区域而就诊。眼红的区域一般边界较清晰，不伴有眼痛或视力下降。球结膜下出血初期呈鲜红色，此后逐渐变淡变为棕色，一般经过7～10天的时间自行吸收，不留痕迹（少数患者出血量大时，隆起呈紫色，吸收的时间则相应延长）。

（一）分类及诱因

结膜下出血只是症状，而不是真正的疾病。根据发生的原因，球结膜下出血可分为自发性和外伤性。自发性球结膜下出血一般发生于一眼，常见于中老年人。因为老年人本身血管弹性降低、脆性增加（尤其是患有高血压、糖尿病等疾病），突然用力（如剧烈咳嗽呕吐、搬运重物、便秘等）后很容易出现眼部小血管的破裂出血。此外，眼压增高、过量饮酒及吃刺激性食物也会增加球结膜下出血的发生。外伤性球结膜下出血主要见于揉眼用力过猛、手术或者眼部及头部外伤的情况。部分患者可有激烈咳嗽、呕吐等病史。

结膜下出血相关病史：

★结膜炎症

★眼外伤或眼部手术后

★传染性疾病（如败血症、伤寒）

★血液病（如白血病、血友病、紫癜）

★其他全身性疾病（如高血压、糖尿病）

★抗凝药物的使用

（二）治疗与预防

球结膜下出血大多情况可自愈，无需特殊治疗。出血早期建议予以冷敷（起到收缩血管的作用），3天后一般出血变平稳可考虑改为热敷（能促进出血的吸收）。严重者可酌情使用活血化瘀药。

存在相关诱因的自发性出血，应积极寻找出血原因，针对原发病治疗。比如减少剧咳、呕吐、酗酒等等。

预防措施：

（1）保持规律的生活习惯和作息时间，平时学会减压和调节情绪；

（2）科学饮食，避免过量饮酒或摄入过多刺激性食物；

（3）糖尿病及高血压病患者需严格控制血糖与血压；

（4）频繁发生球结膜下出血（1年内超过3次），需警惕血液疾病等全身系统疾病的可能，建议患者进行详细的检查，老年人还需警惕高眼压的风险。

翼状胬肉的治疗与预防

翼状胬肉（简称"胬肉"）为一种因外界刺激而引起的球结膜及纤维血管组织的增生变性，主要表现为睑裂部肥厚的球结膜及结膜下组织呈翼状侵入角膜浅层，可单眼或双眼受累。本病是眼科常见病，多见于户外劳动者，可能与风沙、烟尘或阳光等慢性刺激有关。

（一）病因

目前，翼状胬肉的病因尚未完全明确，一般认为可能是外因（环境因素）和内因（遗传因素）共同作用的结果。长期暴露于风沙、烟尘、日光照射下，以及受冷、热刺激均是常见的外因。也有观点认为，翼状胬肉的发生可能与角膜缘干细胞功能障碍、内直肌的节制韧带发育过强有密切关系。任何原因导致的慢性炎症（如发生于角巩膜缘部的局灶性结膜炎等），都可引起结膜组织的炎症性水肿、增生和新生血管生成，形成翼状胬肉特有的纤维血管反应。

近年来，免疫因素在胬肉发病中的作用成为研究热点，在胬肉组织中发现有浆细胞、淋巴细胞（T淋巴细胞）和免疫球蛋白（IgG和IgE）的表达，表明体液和细胞介导的超敏反应与翼状胬肉的发生有密切关系。

（二）临床表现

患者常可出现眼部的刺激症状，并因反复充血影响外观。随着胬肉逐步向角膜中心进展可引起角膜散光；当胬肉进行性增大甚至覆盖瞳孔区，会严重影响视力；大的胬肉还可影响眼球的运动。

胬肉在形态上可分为头部（胬肉的尖端，位于角膜部位）、颈部（位于角巩膜交界处，呈扇形展开）、体部（伸展到巩膜表面的宽大部分）三部分。按照病程的进展特点，翼状胬肉可分为进展型、静止型两种。

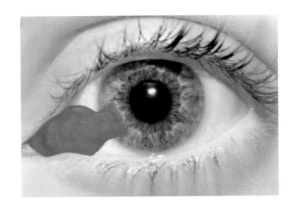

1. 进展型 胬肉的头部明显隆起,可长入角膜浅层,甚至遮挡瞳孔,颈部充血肥厚,新生血管多,体部呈三角形向两侧伸展。

2. 静止型 胬肉侵入角膜缘即停止,微红色,头部扁平,颈及体部较薄,充血不明显,处于相对静止状态。

翼状胬肉临床上应与假性翼状胬肉、睑裂斑相区别,老年人还需与结膜鳞状细胞癌相鉴别。其中假性翼状胬肉多发生于角膜溃疡、灼伤或化学腐蚀伤后,可生长在角膜缘的任何一个部位,为球结膜与角膜上皮粘连所致,一般无发展趋势;睑裂斑属于紫外线照射后出现的球结膜变性病变,是角膜缘处出现的球结膜结节,多位于鼻侧,不侵入角膜,通常无需治疗。

（三）治疗

翼状胬肉的治疗包括药物治疗、物理治疗和手术切除。静止型胬肉未侵入角膜、不影响视力的胬肉可观察随访;合并有慢性结膜炎或沙眼可抗生素或糖皮质激素眼药水点眼。进展期胬肉,增生的组织侵犯瞳孔区并影响到视力,应考虑进行手术切除。手术前可以先局部滴用糖皮质激素和抗生素类眼液,减少手术后的复发。整个治疗期间,建议患者少吃辛辣刺激性食物,并禁烟酒。

之前,胬肉手术治疗多采用暴露巩膜的单纯切除,但年轻以及嗜烟酒者容易出现复发。普遍认为,复发的基础是角结膜表面的组织残留,而术后炎症反应、角膜缘缺乏健康的干细胞以及外界刺激是诱发因素。现代胬肉切除术常联合自体结膜转位或移植、羊膜移植或进行角膜缘干细胞移植,能显著降低复发率。部分患者术中需要联合使用丝裂霉素减少复发,但存在一定的副作用。

（四）如何预防翼状胬肉

预防翼状胬肉应尽可能避免烟尘、风沙、紫外线照射等刺激,长期户外工作者如渔民、农民或喜爱户外活动的人,建议配戴防紫外线的眼镜。平时注意用眼卫生,患沙眼或慢性结膜炎者应及时用药治疗。同时,注意睡眠充足、清淡饮食、禁烟酒等全身情况调整。

眼部化学伤的应急处理

在化工厂、实验室或施工场所，常因操作不当将酸性和碱性化合物溅入眼内，引起不同程度的组织伤害。化学物品的溶液、气体或粉尘接触眼部引起的损伤统称为眼化学伤，强酸强碱是常见的致伤物。

（一）眼部酸碱伤的特点

1. 酸性烧伤　酸性化学物质基本上是水溶性的，低浓度酸性溶液仅有刺激作用，强酸能使组织蛋白发生凝固坏死。凝固的蛋白不溶于水，形成一凝固层，能阻止酸继续向深层渗透。常见的酸性物有盐酸、硝酸、硫酸。

2. 碱性烧伤　碱性化学物质能溶解脂肪和蛋白质，具有较强的穿透力，与组织接触后能很快渗透扩散到组织深层和眼内，使细胞分解坏死。常见的碱性物有氢氧化钠、氢氧化钾、氨水、生石灰。

临床上，以组织的炎症损伤与修复为依据，整个过程经历了急性期、修复期和并发症期。一般来说，碱烧伤的组织损伤要比酸烧伤要严重。

（二）临床表现

眼化学伤者可出现眼痛、畏光、流泪、眼睑痉挛、灼热感或异物感等明显眼部刺激症状，以及视力减退甚至丧失等表现。

眼部体征与烧伤程度有关。轻者可表现眼睑及结膜的充血水肿，角膜上皮脱落水肿；中度者常见眼睑皮肤糜烂、结膜缺血坏死、角膜明显水肿混浊；重者会形成角膜溃疡甚至穿孔、角膜白斑形成、巩膜坏死、假性胬肉，伴有葡萄膜炎、继发性青光眼和白内障等。

晚期并发症以碱性烧伤患者多见，部分患者可存在眼睑闭合不全、睑球粘连、眼球萎缩等后遗症。

（三）眼部化学伤的应急程序

眼部化学伤一旦发生，及时正确的处理至关重要。

争分夺秒，就地取材，彻底冲洗患眼：可用自来水或其他水源反复冲洗，冲洗时应翻转眼睑，转动眼球，暴露穹隆部。至少冲洗 30 分钟，去除结膜囊内残留的化学物质。

冲洗完毕，应及时前往附近医院，检查眼部的病变情况及结膜囊内是否残留化学物质，必要时可再次冲洗。

（四）眼部化学伤的处理

1. 早期局部和全身应用抗生素预防控制感染。

2. 口服糖皮质激素及非激素抗炎药（如消炎痛等，也称非甾体类抗炎药），减少炎症渗出和白细胞浸润引起的组织急性损害。

3. 局部应用 1% 阿托品滴眼液或眼膏散瞳，防止虹膜后粘连。

4. 化学伤后 7 天内球结膜下注射自体血，改善局部营养状况，加速创面愈合。

5. 应用维生素 C 或胶原酶抑制剂（常见有 10% 枸橼酸钠、2.5%～5% 半胱氨酸溶液）

局部点眼或结膜下注射，防止角膜穿孔。

6. 严重眼化学伤，出现严重结膜水肿可行结膜放射状切开，以清除结膜下积存的碱液，促进闭塞血管的开放；发生大片角膜及球结膜坏死，应早期切除并行羊膜移植，防止睑球粘连；严重眼化学伤出现房水混浊者可行前房穿刺冲洗，减少对眼内组织的腐蚀作用。

（五）晚期并发症的治疗

发生了瘢痕性睑外翻者，应行睑外翻矫正术；眼表缺损较多、合并睑球粘连者，宜行羊膜移植或对侧球结膜移植；严重角膜混浊在角膜上皮修复、炎症控制后，可进行板层角膜移植或穿透性角膜移植；有角膜溶解变薄或即将穿孔情况，考虑带角膜缘的全板层角膜移植术。出现继发性青光眼时，应用药物降低眼压，或行睫状体冷凝术。

角膜移植手术的前景

正常人眼角膜是位于眼球壁前表面的透明组织，相当于眼球结构中透明的窗口。它具有保护眼球内结构及屈光的作用。在各种因素如感染、外伤、变性等的作用下，透明的角膜变得混浊，阻挡光线进入眼内而影响视力，严重者甚至会失明。在我国，角膜病仍然是重要的致盲性眼病之一，会给社会和家庭增加负担。

角膜移植，顾名思义，就是用正常透明的眼角膜替换混浊病变的角膜，从而增进患眼视力或治疗某些角膜病变的治疗方法。好比给一台镜头毛糙模糊的照相机换上透明的新镜头。角膜本身不含血管，处于"免疫赦免"地位，使角膜移植术的成功率位居同种异体器官移植手术之首。

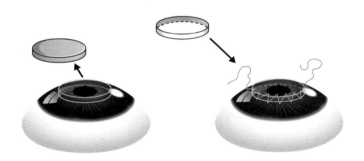

（一）角膜移植手术的分类

角膜移植手术分为穿透性角膜移植和板层角膜移植手术两类；根据手术目的，角膜移植可分为光学性角膜移植、治疗性角膜移植、成形性角膜移植、美容性角膜移植等几类。

光学性角膜移植：是指为达到光学目的（角膜透明）所施行的角膜移植术，常见的适应证为圆锥角膜、各种原因所致的角膜瘢痕、各种角膜营养不良、各种原因的所致的角膜内皮细胞功能衰竭。

治疗性角膜移植：用以治疗角膜疾病、控制感染、缩短疗程、挽救眼球主要适应证为化脓性角膜疡、眼化学伤、蚕蚀性角膜溃疡、角膜边缘变性等。

成形性角膜移植：以恢复角膜的组织结构为目的的角膜移植，如角膜变薄、穿孔的角膜病变。

美容性角膜移植：主要用以改善角膜外观，适应人群为失明的角膜白斑患者。

1. 穿透性角膜移植术 穿透性角膜移植属于眼内手术，是以全层透明角膜代替全层混浊角膜的方法。该手术是根据病变范围用一定直径的环钻钻去有病变的全层角膜，然后用同样口径或略大一些的环钻，钻取供体角膜片并缝在受体角膜上。穿透性角膜移植要求植片的内皮细胞具有良好的活性，手术成功的关键是植片与植床的良好对位，并且不损害受体眼内的结构以及植片内皮。

穿透性角膜移植的适应证：

（1）角膜变性或营养不良。

（2）炎症或外伤所致的中央角膜白斑。

（3）严重的晚期感染性角膜炎。

（4）先天性角膜混浊。

（5）圆锥角膜。

（6）各种原因引起的角膜内皮功能失代偿。

（7）角膜血染。

（8）后弹力层膨出、角膜瘘。

（9）板层或穿透性角膜移植术后需要再次移植。

2. 板层角膜移植术 板层角膜移植不穿透前房，对眼内组织的扰动小，适用于未累及角膜全层的角膜病患者。临床上适用于浅中层角膜瘢痕或角膜营养不良性混浊，浅层角膜营养不良，浅中层感染性角膜溃疡、角膜瘘、角膜肿瘤等。

常规板层角膜移植仅切除浅层有病变的角膜组织，术眼角膜的内皮功能较完好，深层健康的受体角膜保留作为移植床，然后取同样大小和厚度的板层角膜植片缝于角膜床上。理论上，手术后出现免疫排斥反应、高眼压、大散光等并发症的概率低。根据手术操作的深度，分为浅板层角膜移植、深板层角膜移植和角膜内皮移植（主要移植供体的内皮层和后弹力层）。

3. 飞秒激光角膜移植术 飞秒激光辅助角膜移植是近几年角膜移植术的进展。飞秒激光能预先设计切割的参数（切割角膜的深度、宽度、形状），能较安全的完成精准切割，术后供体与受体角膜对合好，散光小。飞秒激光完成的角膜内皮超薄瓣（厚度100～150μm），植片更光滑，对内皮影响非常小，术后患者的视力恢复更快，拆线时间短。常规穿透性角膜移植术植片缝线拆除约在术后6～12个月，而飞秒激光穿透性角膜移植术在术后3～6个月即可拆线。

飞秒激光的手术步骤，如角膜板层切割、内皮瓣制作，完全在计算机的控制下进行，操作可以减少人为失误。

（二）角膜移植术后排斥反应

角膜移植术后免疫排斥反应是导致手术失败的主要原因，其很大程度受同种异体组织间的相容性抗体、患者自身身体条件、手术医生技术等因素影响。板层角膜移植不涉及内皮，免疫排斥的概率低于穿透性角膜移植。一般角膜移植术后需要局部滴用糖皮质激素眼液或环孢霉素 A 等免疫抑制药，持续用药三个月。部分受体角膜条件差的病人还需全身应用糖皮质激素等，用药时间更长。

排斥反应可造成内皮细胞密度降低，角膜水肿混浊，移植片可出现排斥线，最终出现植片的变性、瘢痕形成。早期患者可有视力下降及眼红、畏光、流泪、异物感等刺激症状，后期可发展成大泡性角膜病变。

术后的定期随访对角膜移植术的成功至关重要。一般建议术后首月应一周完成一次复诊；病情若无特殊，复诊改为每月一次。角膜缝线拆除后，延长至每三个月复诊一次。整个随访期间，如有特殊情况需随时复诊。

（董子献）

第 四 章

眼表与泪器疾病

区别"流泪"与"溢泪"

流眼泪是眼科疾病的常见症状，分为流泪和溢泪。两者虽症状相同，但其本质上有显著差异。只有分清原因才能对症治疗，那么我们应该如何对这两者鉴别呢？

（一）泪器的特点及功能

泪器在结构和功能上可分为两部分：泪液分泌器和泪液排出器。

泪液分泌器包括：泪腺、副泪腺、睑板腺和结膜杯状细胞等外分泌腺。泪腺为反射性分泌腺，在受到外界刺激（如角膜异物、化学刺激等）或感情激动时分泌大量增加，起到冲洗和稀释刺激物的作用。副泪腺为基础分泌腺，分泌的泪液量很少，是正常情况下减少眼睑和眼球间摩擦及湿润角膜和结膜的基本泪液。泪液排出器包括上下泪小点、上下泪小管、泪总管、泪囊和鼻泪管，其主要功能是引流泪液进入鼻腔。

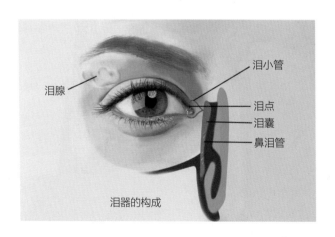

泪器的构成

（二）流泪的相关因素

流泪是指泪液分泌过多，排出系统来不及排走而流出眼睑之外。泪液的基础分泌量很少，除湿润眼表和蒸发外，流入鼻腔的只有微量，不会造成流泪。主要是由神经支配的泪腺分泌形成。其相关因素有：

1. 精神因素 情感波动引起的流泪。情感性流泪的神经中枢兴奋后传导至泪腺神经引起泪液分泌。精神或情感性流泪有个体差异，而且可以自我调控。

2. 神经刺激因素　主要为三叉神经受到刺激后引起。眼表的感觉由三叉神经支配，当眼部受到刺激时引起流泪。鼻腔黏膜的炎症及化学刺激等也可通过三叉神经反射引起流泪。

3. 原发性流泪　泪腺本身受到刺激引起的流泪，如泪腺炎症、囊肿、肿瘤等。

4. 药物因素　有些药物可直接使泪腺分泌增加，如胆碱类药物、新斯的明、碘剂、酒精中毒、砷中毒、汞中毒等。

（三）溢泪的相关因素

溢泪主要是由于泪液排出器异常，导致泪液不能顺利进入鼻腔引起，其相关因素包括：

1. 泪小点位置异常　泪液主要是通过下泪小点进入泪道，因此泪小点的位置异常与溢泪的关系尤为密切。老年人下睑松弛、睑外翻、面神经麻痹等均可使下泪小点离开泪湖，不能正常吸引泪液而溢泪。

2. 泪道狭窄或阻塞　可为先天性但多数为后天原因，如外伤、炎症、瘢痕、异物、肿瘤等造成泪道狭窄或阻塞。大约有 0.3% 的新生儿鼻泪管下端有膜状物残留，可在生后几天出现溢泪，膜状物大多在 1 个月左右自行吸收或破裂，如果没有吸收，可能会因继发感染而形成新生儿泪囊炎。

3. 鼻泪管下端开口于下鼻道，鼻腔病变有可能引起开口处狭窄或阻塞从而发生溢泪。

4. 泪道功能不全。

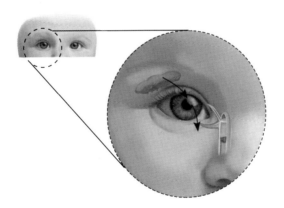

（四）流泪和溢泪的鉴别

1. 泪道冲洗流泪者泪道冲洗通畅，溢泪者大多有阻塞，由于部分溢泪是因为泪道功能不全，所以泪道冲洗通畅不能完全排除溢泪。

2. 临床上溢泪多于流泪。

3. 流泪大多是两眼同时发生，且多为暂时性；溢泪可为单眼或双眼，双眼者也有轻重之分，溢泪是经常性的，有些因素可使溢泪加重。

4. 流泪大多有刺激因素，如精神情感刺激或异物等；溢泪即使没有刺激因素依然发生，有刺激因素时加重。

临床上区分是由于因眼表疾病刺激引起的流泪，还是泪道阻塞引起的溢泪十分重要。

我们只有正确认识两者才能进一步找出病因，对症治疗。

│科学认识干眼│

在临床上很多眼部有痒、干涩、畏光、烧灼感、红痛、视物模糊、易疲劳等症状的患者，都会被诊断为干眼。随着干眼的患病率逐年增高，其诊断和治疗已经越来越引起人们的重视。那究竟什么是干眼呢？

干眼是目前眼科临床上常见的眼表疾病，又称角结膜干燥症。干眼是指任何原因造成的泪液质或量异常或动力学异常，导致泪膜稳定性下降，并伴有眼部不适和（或）眼表组织病变特征的多种疾病的总称。常见症状包括眼睛干涩、容易疲倦、眼痒、有异物感、痛灼热感、分泌物黏稠、怕风、畏光、对外界刺激很敏感；有时眼睛太干，基本泪液不足，反而刺激反射性泪液分泌，而造成常常流泪；较严重者眼睛会红肿、充血、角质化、角膜上皮破损而有丝状物黏附，这种损伤日久则可造成角结膜病变，并会影响视力。

（一）干眼的易感因素

根据流行病学研究发现：老年人发生干眼的人数较年轻人多；女性患者多于男性患者；长期在空调房及使用视频终端均增加了干眼的发病率。干眼的病例机制较复杂，影响因素很多。下面我们对干眼的几个易感因素做简单介绍：

1. 年龄因素 随着年龄的增长，泪液的分泌及其中的蛋白含量均降低，导致泪膜稳定性下降，从而容易发生干眼。

2. 性别因素 干眼的女性患者中以更年期女性居多。眼部器官是性激素的靶器官。尤其是雄激素，可调节机体及局部的免疫功能，调控泪腺和睑板腺的发育、分化及分泌功能。各种引起雄激素缺乏的原因均可引起干眼。

3. 环境因素 研究表明生活中的空气粉尘污染及长期居住的空调环境均可导致干眼的发生。随着科技发展，视频终端的普遍应用同样也增加了干眼的发病概率。在注视视频终端时瞬目次数的减少以及电热辐射均可导致泪膜稳定性下降。同时，长期佩戴隐形眼镜的人，也是干眼的高发人群。

（二）干眼的原因

干眼是一种慢性疾病，产生原因有以下几个方面：

1. 由于高龄、睡眠不足，精神紧张等生理原因，引起泪液质量下降。

2. 服用部分降压药及部分精神安定剂对泪膜产生有影响，如服用扑尔敏对泪膜产生有害作用，服用心得安和目前某些避孕药能减少泪液产生。

3. 环境，如所处房间干燥等，引起泪液的蒸发增加。

4. 长时间从事计算机操作，汽车驾驶，读书及其他精细作业，瞬目次数减少。

5. 由于隐形眼镜、过敏性结膜炎、大气污染、紫外线等其他原因，而引起的泪液减少，质量下降。

6. 长期使用抗生素，导致菌群失调。

7. 妇女产后由于激素水平不稳定，月子用眼不当或情绪不稳大哭造成干眼。

（三）干眼的表现

角结膜干燥最常见的症状是眼疲劳、异物感、干涩感，其他症状有烧灼感、眼胀感、眼痛、畏光、眼红等。

干眼的体征包括球结膜血管扩张、球结膜失去光泽，增厚水肿、皱褶，泪河变窄或中断、有时在下穹隆见微黄色黏丝状分泌物，睑裂区角膜上皮不同程度点状脱落，1% 虎红染色阳性。角膜上皮缺损区荧光素着染。干眼病早期轻度影响视力，病情发展后，可出现丝状角膜炎，症状演变为不能忍受，晚期出现角膜溃疡、角膜变薄、穿孔、偶有继发细菌感染。角膜瘢痕形成后，严重影响视力。

睑板腺功能障碍患者除上述干眼症状外，可反复发生睑板腺囊肿，睑缘后唇出现自后向前的永久性血管扩张。睑板腺开口常有白色角质蛋白堵塞而凸起变形，病变进展时睑板腺会有黄色的黏液样分泌物。

（四）干眼的检查

1. 泪液分泌实验正常为 10～15mm，<10mm 为低分泌，<5mm 为干眼。无眼部表面麻醉情况下，测试的是主泪腺的分泌功能；表麻后检测的是副泪腺的分泌功能（基础分泌），观察时间同为 5 分钟。

2. 泪膜破裂时间 <10 秒为泪膜不稳定。

3. 荧光素染色阳性代表角膜上皮缺损。

4. 泪液渗透压干眼和接触镜配戴者，泪液渗透压较正常人增加 25mOsm/L，如大于 312mOms/L，可诊断干眼。此项具有特异性，有较高的早期诊断价值。

5. 干眼仪或泪膜干涉成像仪了解泪膜脂质层，干眼尤其 LTD 患者，可见泪膜脂质层异常，与标准图像比照，可推测干眼严重程度。

6. 角膜地形图检查了解角膜表面的规则性，干眼患者的角膜表面规则参数（表面规则指数和表面不对称指数）比正常人增高，且增高程度与干眼严重程度呈正相关。

（五）干眼的治疗

出现干眼要及时治疗，如果不治疗会变成顽固性干眼，而引起角膜炎、角膜溃疡，致使视力下降，甚至失明。有些人患干眼出现干涩等症状后，会自行到药店里买人工泪液滴，滴后没效果，于是开始紧张起来，怀疑自己会不会是眼底病变。其实这些人是人工泪液没有选对。用人工泪液治疗干眼有讲究，不同的干眼所使用的人工泪液也不同，泪液质量下降引起的干眼，只有使用调理泪液质量的人工泪液才有效果。反之，如果是泪液分泌不够引起的干眼，只有使用增加泪液的人工泪液，才有效果。对于轻度的干眼一般通过滴人工泪液就可治愈，因为目前市场上大多数人工泪液含有防腐剂，不宜长期使用，而不含防腐剂的人工泪液价格又比较高，而且很难保存。

泪道栓塞治疗一般分短期、中期以及长期。对于症状不太严重的病人一般栓塞一个星期后，症状就会缓解，可以停止人工泪液的使用；对于症状比较严重的病人，一般栓塞后症状缓解，同时可以明显减少人工泪液的用量，而对于出现全身病变，如患有干燥综合征的病人需要进行永久性栓塞。据了解，材料栓塞进去后，没有任何不适的症状，也不要取出来，到了规定的时间会自动降解成水和二氧化碳，对眼睛无害。

（六）如何预防干眼的发生

干眼发病率占人群的 2.7%，我国约有三千万人患有程度不等的角结膜干燥症。由于许多干眼患者不知道平时应如何进行患眼护理，常使病变发展加速，病变程度加重，而且由于基层医院眼科医生对此症缺乏足够认识，此类患者常被误诊。得不到及时正确的诊治，甚至被给予错误的治疗。

预防干眼病的措施：养成多眨眼的习惯。干眼病是一种压力型病症，问题出在眼睛长时间盯着一个方向看。因此避免眼睛疲劳的最好方法是适当休息，切忌连续操作。

（1）配一副合适的眼镜是很重要的，40 岁以上的人，最好采用双焦点镜片，或者在打字时，配戴度数较低的眼镜。

（2）工作的姿势和距离也是很重要的，尽量保持在 60cm 以上距离，调整一个最适当的姿势，使得视线能保持向下约 30°，这样的一个角度可以使颈部肌肉放松，并且使眼球表面暴露于空气中的面积减到最低。

（3）调查证实，每天在电脑前工作 3 小时以上的人中，90% 的人都患有干眼。长期从事电脑操作者，应多吃一些新鲜的蔬菜和水果，同时增加维生素 A、B、C、E 的摄入。为预防角膜干燥、眼干涩、视力下降、甚至出现夜盲等，电脑操作者应多吃富含维生素 A 的食物，维生素 C 可以有效地抑制细胞氧化。维生素 E 主要作用是：降低胆固醇，清除身体内垃圾，预防白内障。核桃和花生中含有丰富的维生素 E。维生素 B_1 可以营养神经，绿叶蔬菜里就含有大量的维生素 B_1。为了避免荧光屏反光或不清晰，电脑不应放置在窗户的对面或背面，环境照明要柔和，如果操作者身后有窗户应拉上窗帘，避免亮光直接照射到屏幕上反射出明亮的影像造成眼部的疲劳。通常情况下，一般人每分钟眨眼少于 5 次会使眼睛干燥。一个人在电脑前工作时眨眼次数只及平时的三分之一，因而减少了眼内润滑剂和酶的分泌。应该多眨眼，每隔一小时至少让眼睛休息一次。为减少眼部的干燥，可以适当在眼部点用角膜营养液。如：贝复舒眼液、萧莱威眼液及一些人工泪液。另外，眼保健操也可以起到放松眼睛、减少视疲劳的作用。

睑板腺功能障碍

睑板腺是全身最大的皮脂腺，其分泌物被称为睑脂，是透明的油状液体。分布于泪膜表面，形成泪膜的脂质层。能够防止泪液蒸发过快，同时具有维持角膜光学表面，减少微生物和有机物侵袭的作用。因此，当睑板腺发生堵塞或睑脂分泌的质或量改变时，可引起泪膜异常、眼部刺激症状、眼表炎症反应等一系列眼表疾病，也就是我们临床上常见的疾病，睑板腺功能障碍（MGD）。

睑板腺功能障碍是眼部刺激症状的常见原因，而又是容易忽略的问题。多发于老年人，近年研究表明 MGD 早期阶段，分泌的睑板腺脂质构成异常，表现为游离脂肪酸增高，形成泡沫，影响泪膜稳定性，蜡酯下降，胆固醇酯升高，增加黏度阻塞导管，从而为细菌繁殖提供所需底物。一些研究发现表皮葡萄球菌的胆固醇酯酶和脂肪蜡酯酶可以分解睑板腺脂质，形成的代谢产物对眼睑缘产生刺激，加重 MGD 患者的眼部不适症状。MGD 患者常常出现泪液缺乏，导致泪膜不稳定，泪膜蒸发速率加快，泪液渗透压增加。其作为全身皮脂腺的一部分，易受到皮脂腺疾病的影响，也常见于脂溢性皮肤，此外导致

MGD 的危险因素还包括红斑狼疮、酒渣鼻等。

睑板腺功能障碍可导致泪液脂质层改变，是蒸发过强型干眼的重要原因之一。

（一）睑板腺功能障碍的常见危险因素

1. 眼部因素　睑缘炎、配戴角膜接触镜及干眼等。

2. 全身因素　雄激素缺乏、年龄相关、过敏性疾病等。

3. 环境因素　长期使用电子产品及高油高糖饮食。

（二）睑板腺功能障碍的表现

睑板腺功能障碍的临床症状并不典型，与其他眼表疾病相似。早期可能没有症状的出现，其主要症状有眼干涩，尤其晨起重，下午轻；眼部刺激症状如眼痒、异物感、烧灼感等；严重者可有视物模糊、视力下降，往往早上较明显。

检查中可发现睑缘改变、睑板腺分泌异常和睑板腺的缺失等体征。

正常年轻人挤压睑板腺后分泌的为清亮、透明的油性液体。睑板腺功能障碍的睑酯有了很大的变化，是由变形的分泌物和角化的碎屑组成。根据睑酯变化的程度可分析睑板腺功能障碍的程度。

睑板腺的缺失可通过睑板腺成像技术进行观察与评估。

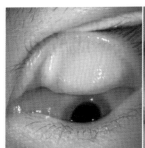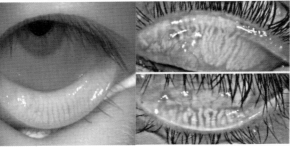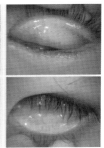

正常上下睑睑板腺成像　　　　　　　　上下睑睑板腺缺失成像

（三）治疗

睑板腺功能障碍确诊后应积极治疗，预防病情进展。寻找并尽量去除可能的病因及危险因素。对于伴有干眼或其他病变者，应同时治疗。

目前常用的治疗手段有：

1. 眼睑的物理清洁　注意眼睑卫生。睑板腺堵塞时可热敷眼睑 5 ～ 10 分钟软化睑板腺分泌物，然后将手指放于眼睑皮肤面相对睑板腺的位置，边旋转边向睑缘方向推压，以排出分泌物。可用无刺激性的香波或专用药液如硼酸水溶液清洗局部眼睑缘和睫毛。由于夜晚鳞屑堆积，清晨清洗眼睑更有效。

2. 口服抗生素　强力霉素（多西环素）50mg 口服，2 次 / 天。需连续服用数周才起效，而且需维持数月。常见副作用是对光敏感，以及引起牙釉质异常，因此 8 岁以下儿童、孕妇及哺乳期妇女慎用。

3. 局部药物的应用　包括治疗睑缘炎的抗生素眼液、短期糖皮质激素眼液、不含防腐剂的人工泪液。如果存在脂溢性皮炎的病人，可使用含抗脂溢药如二硫化硒或焦油的洗发剂清洁头部皮肤。

4. 热敷和按摩　用任何热的物体（如微波炉加热的湿毛巾、电热宝、装热水的瓶子等）热敷眼部 3 分钟，然后按摩眼部周围的几个穴位（四白、承泣、赞竹、睛明、鱼腰），尤其是在上眼皮的中部从上向下挤压。眼疲劳时就做一遍，睡前和早晨醒后各做一遍。它对睑板腺分泌障碍（泪膜破裂时间短）造成的干眼有明显的疗效。

（四）预防

1. 点人工泪液　适用于用电脑过多或熬夜而导致的眼睛灼痛或刺痛的患者。人工泪液可暂时恢复眼睛湿润度，感觉眼睛不适的时候，滴 1～2 滴即可。

2. 热敷　适合点了眼药水，可眼睛仍然干涩的患者。每天用湿热毛巾对眼部做一次局部热敷，有助于打通泪腺，使油性物质自然流出。

3. 眼睑冲洗　适用于眼睛干涩，且伴有眼睑有屑状物剥落（眼睑炎症状）的患者。眼部冲洗液有助于溶脂去屑，让眼睛更舒适。每晚可用眼部冲洗液沿眼线擦洗按摩。

别忽视泪腺疾病

泪腺是分泌泪液的器官，位于眼球颞上方，起湿润眼球结膜和角膜的作用。在正常情况下，泪腺在白天分泌 0.5～0.6ml 泪液，而在人睡觉时，则停止分泌泪液。当泪腺发生病变时，泪液分泌功能受损，就会引起眼部很多不适及疾病。那么常见的泪腺疾病有哪些呢？

（一）泪腺炎

当病毒或细菌侵及泪腺时可形成急性或慢性泪腺炎。急性泪囊炎较少见，侵犯睑部较眶部泪腺者为多，也有两者同时受累。多数为单侧发病。原发性者感染由腺开口处上行感染，继发性者来自于周围邻近组织炎症的蔓延或各种急性传染病。睑部泪腺炎有泪腺部疼痛，上睑外侧水肿同时有炎性上睑下垂，病初起流泪，近泪腺部球结膜水肿充血，如提高上睑，眼球下转，则肿胀的泪腺可自外上方结膜囊膨出，耳前淋巴结肿大、压痛、全身不适、体温可上升。2～3 周后可有脓性分泌物在结膜囊内出现，排脓后疼痛减轻。眶部泪腺炎除以上症状外，还可见眼球向内下方突出，向外上转动受限、复视，症状类似眶蜂窝织炎，化脓后排脓从皮肤面穿破，可形成泪腺瘘。治疗全身用抗生素，局部热敷，滴抗生素眼药水，化脓则需切开，睑部者从结膜面切，眶部者则从皮肤面切开。

慢性泪腺炎可由急性泪腺炎转来，但原发者多见或有全身疾病如结核等。临床上见上睑外上方肿胀，一般无疼痛，但可有触痛。上睑外侧眶缘可触摸到一团块，呈分叶状，可移动，伴有上睑下垂。病程进展缓慢，多为双侧发病。睑部慢性泪腺炎在举起上睑可见肿大的泪腺。眶部慢性泪腺炎则使眼球被推向鼻下方，眼球运动受限、复视。治疗应针对病因，有时难于确诊需切除送活检以进一步确定病因。当发生慢性泪腺炎时主要是针对病因治疗，根据病情使用抗生素及免疫药物治疗。

（二）泪腺肿瘤

泪腺肿瘤少见，在泪腺病中肿瘤又是多见。眶部泪腺肿瘤较睑部者为多，其中以泪腺混合瘤为常见，其次为泪腺癌。

1. 泪腺混合瘤　40岁以上占发病率的1/2以上，男性较女性为多。有良性及恶性两种，良性者占80%，单眼发病。早期无症状，在眼球未突出前不易被完查或仅有泪液增加，个别病人可能触及上睑外侧有一肿块，但多为眼球已突出，出现复视来就诊。早期检查在眶外上方摸到肿块，肿块可毛表面光滑而质地较软，或表面呈结节状质地坚硬，肿块如与眶缘间广泛粘连，有压痛，能肿痛为恶性且侵犯眼眶骨，以后眼球突出向内下方，眼球向外上方运动受限、复视，肿瘤压迫眼球可改变眼屈光度而致视力下降，如向后压迫视神经及眼动脉视力减退，甚至失明，眼球突出可发生暴露性角膜炎。

瘤组织由上皮及黏液样间质组成故称为混合瘤。如有腺癌或鳞状细胞癌成分，则性质为恶性。在X线片上泪腺窝扩大，恶性者有骨质破坏。治疗以手术摘除，因肿瘤包膜薄厚不一，手术时注意摘除要完整，以防残留瘤组织。对恶性者应作眶内容剜除术，辅以放射治疗。

2. 泪腺癌　系泪腺导管肌上皮起源的恶性肿瘤，发病率仅次于泪腺混合瘤。女性多见，年龄在35～45岁居多。癌容易侵及眶骨引起疼痛，肿块与眶骨粘连紧密，病程短、发展快，术后复发率高。病理上瘤组织为实心的瘤细胞群构成，瘤细胞小，核色深或为囊性，在瘤细胞中有囊腔，外观如圆柱状故称圆柱瘤。手术彻底切除辅以放射治疗。

当泪腺出现肿块时应警惕泪腺肿瘤的可能性，其在眼眶肿瘤中较多见，有良恶性之分。良性肿瘤增大到一定程度后压迫眼球，有可能产生眼球移位及复视。恶性肿瘤除了会发生以上症状的同时还可能伴有眼眶骨质破坏、视力下降、视网膜出血及脉络膜脱离等。良性肿瘤应进行肿瘤切除，恶性者进行眶内容物剜除并同时进行放疗。

（三）Mikulicz 综合征

Mikulicz病为原因不明的双侧对称性泪腺、腮腺慢性炎症所致泪腺、腮腺肿大。泪腺肿大一般为缓慢发生，有时也有突然急性发生。开始可以是单侧，以后双侧对称性出现肿大，不伴有局部疼痛或全身不适，肿大的腺体软且有弹性，在皮下可以移动。数周数月或数年后腮腺肿大，唾液分泌逐渐减少，出现口腔及咽喉干燥。当并发白血病、淋巴肉瘤、结核、肉样瘤或网状内皮组织病时，则称为Mikulicz综合征。针对病因治疗，也可用抗生素配以激素，或试用放射治疗。

（四）泪腺萎缩

由于年龄的增长、外伤、各种泪腺的病变或炎症等均可导致泪腺萎缩，泪液分泌功能障碍，使眼睛出现干涩、异物感等干眼病的症状，严重者还可引起眼表各种疾病的发生。泪腺功能减退的治疗效果不佳，主要使用人工泪液替代治疗，缓解眼部症状。

正常的泪液分泌具有屏障、抑菌、杀菌及免疫调节等多种功能，对于保护眼球、营养眼表组织及完善视觉功能等方面起着重要作用。泪腺作为泪液的分泌场所，一旦发生病变会引起一系列眼部疾病，如干眼、角结膜炎症等。因此，我们不能忽视泪腺疾病，应该及时发现治疗，以免发生严重并发症。

｜泪囊炎的诊断治疗｜

当各种原因导致鼻泪管阻塞后，泪液滞留于泪囊区，伴有细菌感染时就会引起眼科常见疾病：泪囊炎。多见于成年女性和中老年人。泪囊炎不仅会给生活与工作带来很大的不便和痛苦，同时作为眼部潜在的感染源，当发生眼外伤或实施内眼手术时，极易引起眼内化脓性感染。

（一）泪囊炎的诊断要点

通过其病情进展情况可分为慢性泪囊炎和急性泪囊炎两种，以前者为多见。慢性泪囊炎的主要症状为流眼泪，即溢泪；眼睛分泌物增多，挤压内眦部皮肤可见脓性分泌物溢出。当慢性泪囊炎发展为急性炎症时，除了以上症状外，可出现泪囊区皮肤红肿伴疼痛感，有时伴有同侧面部肿胀，耳前和颌下淋巴结肿大和压痛等症状。泪道冲洗不通并伴有大量脓性分泌物溢出。各种辅助检查如 CT、泪囊造影等均有助于诊断。

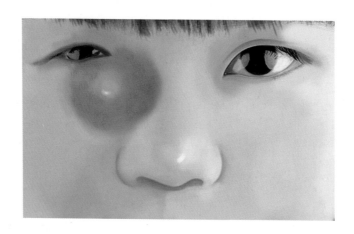

（二）泪囊炎的治疗

治疗的主要原则是去除泪囊感染灶，建立鼻内引流通道。

1. 药物治疗　慢性泪囊炎以局部应用抗生素眼药水治疗为主，3～4次／天；急性泪囊炎除局部应用抗生素眼液外，应全身用抗生素控制感染。这种方法只能控制感染，并不能解除泪道阻塞，可作为手术前准备。

2. 泪道激光　激光治疗泪道阻塞的原理是通过使组织气化将阻塞部位击穿。优点为损伤小，患者痛苦小，易于接受。缺点成功率较低。该治疗方法不适用于急性泪囊炎，对于慢性泪囊炎患者，因为泪囊内脓性分泌物的存在，其治疗成功率低于单纯鼻泪管阻塞的患者。

3. 泪道置管术　阻塞部位于鼻泪管处的患者，可以考虑泪道置管手术。先探通泪道，再进行泪道扩张，植入泪道义管。治疗效果受患者鼻泪管先天生理结构等条件的影响较大，拔管后有再阻塞的可能。

4. 泪囊摘除手术　当具有严重伴随病变如泪囊周围炎症、恶性肿瘤等，可进行泪囊摘除。但因为阻断了泪液向鼻泪管引流的途径，患者术后会有流泪的症状。

5. 泪囊鼻腔吻合术 目的是将局部鼻腔黏膜和泪囊通过手术的方式吻合在一起，建立一个引流泪液的通道，是目前治疗泪囊炎的常见手术。根据手术路径不同分为以下两种方式：

（1）经皮肤切口的泪囊鼻腔吻合术：是一种传统的治疗慢性的手术方式。手术需要在内眦皮肤做切口，将局部鼻腔黏膜和泪囊通过手术吻合在一起，建立一个引流泪液的通道。优点为不受患者鼻泪管结构影响，手术成功率高；缺点为患者手术恢复时间较长，术后泪囊皮肤处遗留瘢痕。

（2）经鼻内镜泪囊鼻腔吻合术：是一种微创治疗的手术方式。其方法是直接在鼻腔内直视下通过内镜的照明、放大作用，制作手术切口，将鼻腔黏膜和泪囊黏膜吻合，重新建立引流泪液的通道。患者术后恢复快并且颜面部不留瘢痕等，并且对于慢性目前治疗泪囊炎的方法很多，我们应该依据病情，通过规范的检查并制订个性化治疗方案，这样才能获得理想的治疗效果。

合理使用人工泪液

干眼是目前临床上常见的眼表疾病，主要分为蒸发过强型和泪液分泌不足型。人工泪液替代治疗是治疗干眼的主要方式，人工泪液眼药水，普通药店就有出售，医院药房也有，日常生活中，许多人在出现眼睛干涩等干眼症状时会自行使用人工泪液缓解症状。但注意人工泪液与人体产生的泪液还是有所不同，人工泪液具有与人体自身分泌的泪液相似的理化性质，合理的使用可以补充眼部水分，保持眼部湿润，不正当的使用不仅不能起到防治干眼的作用，还可能导致其他眼部疾病的发生。特别是防治干眼的发生，大多数品种的人工泪液眼药水含有防腐剂，经常、频繁使用会伤害角膜，所以最好在医生指导下使用。

人工泪液根据其主要成分不同，功能也不同。

1. 水液性 水液体性比较稀，如果症状比较轻，可以选用水液性的人工泪液。

2. 折叠凝胶状 凝胶状黏稠度比较高，如果症状较重或者嫌麻烦不愿意经常点就可以用凝胶装的人工泪液。

目前，常用的人工泪液类型有：

1. 甲基纤维素类 该类物质具有很强的黏液吸附作用，可增加泪液的黏度，延缓泪液蒸发，适用于蒸发过强型干眼。

2. 聚乙烯类 此类水溶性高，并且与天然泪液等渗。具有良好的成膜型和保水性。能够保护泪膜脂质层，减少泪液蒸发，但黏度低，在角膜表面存留时间较短。

3. 聚乙二醇类 具有亲水性和成膜型，增加泪膜黏液层厚度。能较长时间黏附于眼表维持功能，起类似泪液的作用。

4. 黏多糖类 如玻璃酸钠、硫酸软骨素等。具有较强的保水性，同时有较高的黏度和亲和力，停留在角膜表面的时间较长，润滑眼表。

5. 维生素 A 类 维生素 A 在正常角结膜上皮的生长和分化中起重要作用。能够有效防止角结膜上皮角化，促进泪腺细胞及杯细胞的分泌功能。

人工泪液品种繁多，应该说没有一种人工泪液是完美的，每一种人工泪液都有其特点，有的黏度高，保湿性能好，有的能促进角膜上皮修复，有的不含防腐剂，但一般为保持药物的无菌性和延长药物的有效期，眼药水中都含有防腐剂，正确使用对眼睛的危害甚微，但频繁使用此类眼药水，长期过度接触防腐剂，可能会导致正常泪膜受到破坏，角膜上皮细胞损伤。不含防腐剂的人工泪液可有效防止防腐剂对眼表的损害，对于干眼较严重的患者，可选用此类。目前市面上不含有防腐剂的眼药水是单只包装的一次性人工泪液。此外，过频的滴用人工泪液会稀释泪液、破坏泪膜，加快泪液蒸发，加重干眼症状，同时还会抑制泪腺的分泌功能，使泪液分泌较少，加重干眼症状，干眼的患者应根据自身具体情况合理选择和使用。只有合理使用人工泪液才能达到理想的治疗效果。

（高自清）

第 五 章

眼睑异常与整形

眼睑俗称眼皮，位于眼球的前方，构成保护眼球的屏障。由浅及深，眼睑分为皮肤、皮下组织、肌层、睑板和睑结膜五层。眼睑分上睑和下睑，上、下睑之间的裂隙称睑裂。正常平视时睑裂高度约 8mm，上睑遮盖角膜上部 1～2mm。

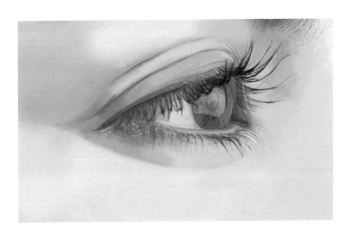

｜眼睑常见炎症｜

1. 睑腺炎 睑腺炎是一种眼睑腺体的急性炎症，又称麦粒肿，多有葡萄球菌感染引起。临床表现为眼睑有红、肿、热、痛的急性炎症表现。眼睑可出现红肿硬结，伴压痛，周围组织红肿，相应结膜面可有充血水肿。

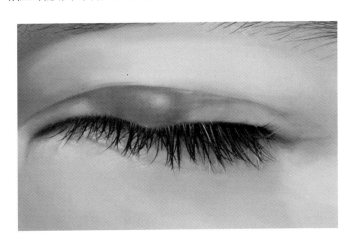

2. 睑板腺囊肿　又称霰粒肿，是一种慢性非化脓性炎症。临床表现为在眼睑可触及单个或多个境界清楚的韧性肿块，位于皮下，不红不痛，表面皮肤隆起，相应结膜面局限性充血。早期可保守治疗，如不能自愈可行切开刮除引流术。

3. 睑缘炎　是睑缘表面、睫毛毛囊及其腺体组织的亚急性或慢性炎症。与感染、刺激、炎症、不良卫生习惯等因素有关。

｜眼睑先天异常｜

1. 内眦赘皮　亚洲人由于面部比较扁平，有时可看到在内眦部有垂直的半月状皮肤皱襞，有时皮肤皱襞可遮盖鼻侧部分巩膜，常被误认为内斜视，儿童多见。随着年龄增长，鼻梁发育隆起，内眦赘皮可以消失，因此一般不需治疗，在成人为美观可行整形术。

2. 先天性睑裂狭窄综合征　为常染色体显性遗传性疾病，表现为睑裂狭小，伴上睑下垂、逆向内眦赘皮、内眦距过宽等一系列眼睑和颜面发育异常。可行整形手术矫正，但需分次手术。

3. 先天性上睑缺损　较少见，为胚胎期异常发育所致。上睑呈三角形缺损，也可呈梯形。由于缺损较大，容易引起暴露性角膜炎。可以手术修补。

｜眼睑位置异常｜

1. 倒睫　为睫毛向后生长，倒向角膜，会产生持续异物感、疼痛流泪等，如倒睫长期摩擦眼球，会导致结膜充血、角膜混浊、角膜新生等，严重者可引起角膜溃疡进而严重影响视力。如果倒睫较少，可以拔除，但睫毛还会再生。电解法或冷冻法破坏毛囊也可用于倒睫的治疗，但倒睫数量较多时应进行睑内翻矫正手术。

2. 睑内翻　指睑缘向眼球方向内转，可致睫毛随之倒向眼球，刺激角膜。由于睑内翻合并倒睫，患者可有倒睫的所有症状，严重者可由于角膜的继发感染引起角膜溃疡。睑内翻多需要手术治疗。

3. 睑外翻　指睑缘离开眼球向外翻转。由于外翻导致睑结膜不同程度地暴露在外，严重者长期可致结膜干燥充血，进而粗糙肥厚。此外常合并有睑裂闭合不全，容易发生暴露性角膜炎，甚至角膜溃疡，严重影响视力，其治疗主要是手术矫正。

4. 眼睑闭合不全　指睡眠或试图闭眼时眼睑不能完全闭合，致使部分眼球暴露，俗称"兔眼"。常见的原因有面神经麻痹、眼睑皮肤瘢痕、老年性皮肤松弛、甲状腺相关眼病、先天性青光眼等。眼睑闭合不全时角膜和结膜有暴露，会导致角膜上皮干燥脱落，严重者致角膜溃疡，影响视力。治疗通常首先去除病因，同时采取有效的保护角膜的措施，如人工泪液点眼，睡眠时涂抗生素眼膏保护角膜等。必要时可行睑裂缝合术，做暂时性保护治疗。

5. 上睑下垂　正常情况下上眼睑遮盖角膜 1～2mm，由于提上睑肌功能障碍，使一侧或双侧眼睑位置明显低于正常即为上睑下垂。有先天性和后天性两类，先天性者多为动眼神经核或提上睑肌发育不良所致。后天性者可由动眼神经麻痹、重症肌无力、交感神经疾病、提上睑肌损伤等导致。先天性上睑下垂以手术治疗为主，后天性者需先进行病因治疗和药物治疗，无效再考虑手术治疗。

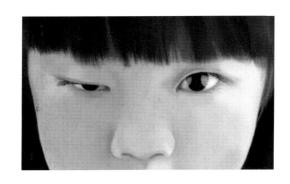

| 眼睑美容整形 |

1. 重睑术　重睑术也称双眼皮成形术，是整形美容外科最常见的手术之一。分为切开法和埋线法两大类。埋线法重睑，创伤小、恢复较快，但容易消失。而切开法，创伤较大、恢复略慢、效果持久。适宜人群主要有：主动要求手术而又无禁忌证的单眼皮；单眼皮伴臃肿的上睑（俗称"水泡眼"）；单眼皮伴内眦赘皮；轻度上睑内翻倒睫等。一般手术年龄不宜过早，待青春期前后再开始考虑接受手术。

2. 内眦开大术　内眦开大术是内眦赘皮、小眼综合征的主要矫治术之一。采用内眦韧带与鼻外侧筋膜缝扎的方法来开大内眦，可使手术简便而效果更好。适宜人群：眼睛过小希望用手术整形的方法进行矫正者；严重的内眦赘皮或伴发邻近部位畸形者。

3. 祛眼袋手术　眼袋常见于 40 岁左右的中老年人，不论男女均可发生，它是人体开始老化的早期表现之一，最好的解除办法，就是将其彻底去除。祛眼袋手术通过去除部分下眼睑松垂的皮肤、眼轮匝肌及突出于眶厢的脂肪团，然后十分精细、准确地予以逐层缝合，可达到良好的手术效果。适用人群：眼睑肌肉和皮肤略有松弛者、眶隔脂肪膨出和睑板松弛者。

（封利霞）

第 六 章

斜弱视与视疲劳

| 共同性斜视的特点 |

斜视是一种常见的儿童眼病，可严重影响患儿的健康成长。除了影响患者的外观外，斜视还会损害双眼视功能，给他们的学习和工作带来不便。长时间的斜视得不到矫正，还可能导致弱视的发生。

医学上，斜视定义为当一眼注视目标，另一眼的视轴偏离注视目标的一类疾病。根据斜视的形态和方式，斜视主要分为共同性斜视和非共同性斜视。其中，共同性斜视是最常见的斜视类型。

（一）常见发病原因

斜视的形成较为复杂，原因是多方面的。任何遗传、发育或后天性因素引起的眼球运动和融合功能异常均可出现眼位的偏斜。

其中，共同性斜视的常见病因见于：①屈光间质混浊或视网膜黄斑发育异常，造成大脑神经反射及双眼融合功能异常；②屈光不正（远视眼患者需要增强调节而辐辏过量，容易导致内斜视；近视眼患者由于不用或少用调节产生辐辏不足，多伴有外斜视）；③遗传因素（共同性斜视属于多基因遗传，但多数斜视患者没有明确家族史）。

（二）临床表现

共同性斜视的患者可无自觉症状，往往是在就医时发现两眼不能同时注视目标。表现为：①眼球运动无障碍；②向任何方向注视其斜视角度无变化；③左、右眼分别注视时的斜视角相等或相差 ≤ 5°；④向上、下方注视时的斜视角相差 ≤ 10°。

（三）常规检查

（1）眼部一般情况。

（2）屈光检查。

（3）眼位及斜视度测量，包括左、右眼分别注视时。

（4）眼球运动检查，包括双眼运动及单眼运动。

（5）双眼视功能检查（如同视机检查、Worth 四点法）。

（6）牵拉试验，评估肌肉的功能。

（四）临床治疗

1. 非手术治疗　调节性斜视患者可通过戴镜进行矫治，并配合正位视训练（训练集合与辐辏功能）。轻度斜视可以戴棱镜矫治。合并有弱视者应在治愈弱视后再进行斜视的矫正。

2. 手术治疗　目前仍是斜视的主要治疗方式，通过增强或减弱眼外肌的力量来矫正眼位偏斜。并且，斜视手术治疗的年龄越小，效果会越好。术后应积极训练双眼视功能，以达到功能治愈。

｜麻痹性斜视的特点｜

麻痹性斜视，顾名思义，就是因眼外肌麻痹引起的斜视，由支配眼外肌的神经核、神经或眼外肌本身病变所致。其典型特点是伴有眼球运动障碍，斜视角在各注视方向不等，属于非共同性斜视的一种。

（一）常见发病原因

麻痹性斜视的病因较为复杂，主要包括两类：

（1）先天性异常：支配眼外肌的神经核及眼外肌本身的器质性病变所引起。

（2）后天性异常：主要见于：①支配眼外肌的神经疾病，常见于炎症、血管性疾病、颅内肿瘤、糖尿病及维生素 B_1 缺乏；②眼外肌的直接损伤；③全身肌源性疾病如重症肌无力。

（二）临床表现

（1）复视，视混淆，眩晕。

（2）向麻痹肌作用方向转动受限。

（3）在麻痹肌作用方向斜视度加大。

（4）病眼注视时斜视角大于健眼斜视角。

（5）可伴有代偿头位。

（三）相关检查

除了眼部一般性检查、验光、眼球运动及斜视度测定外，麻痹性斜视需要增加的检查有代偿头位（诊断是哪一条眼外肌麻痹），歪头试验（判定直肌还是斜肌麻痹），牵拉试验（评估肌肉功能），红玻璃或 Hess 屏试验（帮助确定麻痹肌）。必要时，还可加做眼电图（EOG）、眼眶 CT 扫描的检查。

特别指出，麻痹性斜视者不应忽视对全身的检查，必要时需请耳鼻喉科、神经内科、内分泌科等科室协助查明病因。

（四）治疗

1. 非手术治疗　主要适用于后天性麻痹性斜视，包括药物支持（糖皮质激素、抗生素、维生素 B_1、维生素 B_{12} 及三磷酸腺苷）、物理疗法（超声波、音频电疗）以及针灸。

2. 手术治疗 ①先天性麻痹性斜视或陈旧性眼外肌麻痹，排除中枢神经系统疾病的可能；②新近发生的眼外肌麻痹经非手术治疗无效，病情稳定4～6个月。上述情况均可考虑手术治疗，合并有弱视的儿童患者术后应进行必要的遮盖治疗，以期建立双眼视觉。

| 眼球震颤如何治疗 |

眼球震颤是指双眼不自主的节律性的往返摆动。这是一种与控制眼位相关的因素（视觉、迷路及中枢等）异常所致的眼位异常，也可认为是机体为适应内外环境改变而出现的代偿性动作。多数情况下，眼震表现为双侧性，少数情况也可发生单眼的震颤。

（一）主要病因

当双眼极度向侧方注视或注视目标快速移动时，即可出现眼球震颤，这属于一种生理现象。大多数情况下，眼球震颤提示存在某种机体的病变，即称为病理性眼震。

根据病因，眼球震颤主要分为四类。

（1）眼性眼球震颤：黄斑部中心视力障碍引起的注视困难，最为常见。

（2）前庭性眼球震颤：中耳或内耳疾病导致迷路刺激或抑制。

（3）中枢性眼球震颤：中枢神经系统（小脑、大脑、前庭神经核）疾病。

（4）先天性特发性眼球震颤：出生6个月内出现，病因不详，表现复杂。

（二）临床表现

眼球震颤主要表现为眼震、视力下降、视物晃动感、代偿头位、震颤性复视、可伴有斜视和频繁瞬目。中枢神经系统疾患和前庭功能障碍者可出现平衡失调和眩晕。先天性特发性震颤者在休止眼位眼震可减轻，视力会提高。

常见的眼球震颤可以按眼震方向包括水平型、垂直型、旋转型。

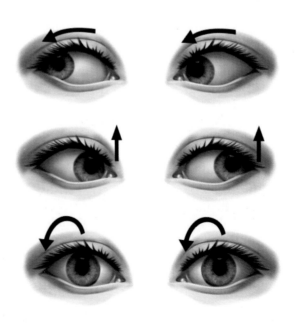

震颤的形式包括摆动性、冲动性、混合性、不规则性。

（1）摆动性眼震：眼球自中点向两侧摆动，来回运动的速度和幅度相等，犹如钟摆。

（2）冲动性眼震：眼球以不等的速度向两侧运动，有快、慢相之分。

（3）混合性眼震：前视时为摆动性眼震，侧视时为冲动性眼震。

（4）不规则性眼震：指方向运动速度幅度都不规律。

（三）检查方法

1. 一般检查　直接观察患者注视正前方或令患者追随检查者手指向某方向移动时的眼震情况。有些检查需单眼遮盖下进行。重点注意：①隐性还是显性；②双眼运动是一致还是分离；③有无休止眼位，即中间带；④眼震的类型、方向、程度、频率、幅度。

2. 特殊检查　包括眼电图（EOG）和眼动仪，记录眼球的运动状态。

（四）眼球震颤的治疗方法

治疗的目的是减轻或停止眼震、纠正代偿头位、改善视功能。

1. 病因治疗　积极治疗原发病，如眼性眼震积极治疗先天性白内障、角膜白斑等致视力障碍的眼病。

2. 增进视力　通过戴镜尽可能光学矫正，并训练双眼同时视，还可配三棱镜以消除代偿头位，提高视力。

3. 手术治疗　先天性特发性眼球震颤可通过眼外肌手术将"中间带"眼位从偏心注视位转至正前方注视位，改善头位减轻眼球震颤。

（五）注意事项

（1）墙上的展板应光照充足，置于与眼平齐的位置，允许把书本和物体置于离眼睛很近的地方。

（2）听课时尽可能正对黑板，避免坐在两旁的位置。

（3）避免在强反光背景下用眼，必要时使用墨镜或遮光眼罩降低闪耀的效果。

（4）阅读用书本纸张应有明显的色差和清晰的线条。

（5）合理膳食，均衡营养：日常饮食中多摄取含有维生素 A 类、B 类的食品。

｜弱视的科学认识｜

发现 4～5 岁的孩子视力不好，家长就"先入为主"地以为孩子近视了，到了医院检查后却发现孩子其实是弱视。这样的情况在学龄前期的儿童中时常会发生。其实，弱视与近视眼有着本质的不同，属于视功能的发育迟缓、紊乱，常伴有斜视、双眼屈光度数不等、高度近视或远视等。

弱视是指眼部无明显器质性病变，矫正视力低于 0.8 者，可发生于一眼或两眼。

（一）病因分类

1. 斜视性弱视　当斜视发生时，为避免复视，大脑皮层会抑制斜视眼的视觉冲动，斜视眼的黄斑功能被抑制，因而形成弱视。

2. 屈光参差性弱视　当左右眼度数相差较大时（双眼相差 300 度以上），两眼的物像清晰度或大小不同，大脑会主动抑制度数高的眼睛获得的模糊物像，屈光度较高的眼继而发生了弱视。

3. 形觉剥夺性弱视　婴幼儿时期，由于眼前视路的遮挡（如角膜混浊、先天性白内障等），光线不能充分进入眼内，剥夺了黄斑接收光刺激的机会而产生的弱视。

4. 屈光不正性弱视　多为双侧性，发生于没有戴过矫正眼镜的高度屈光不正患者，多见于远视、散光，或高度近视者。

（二）临床表现

1. 视力减退　重度弱视的矫正视力为 ≤ 0.1，中度 0.2 ~ 0.5，轻度 0.6 ~ 0.8。儿童弱视的评定不参照这一标准，需同时考虑年龄因素。

不同年龄的儿童，正常的视力下限是不同的（3 ~ 5 岁儿童为 0.5，6 ~ 7 岁儿童为 0.7，8 岁以上儿童正常视力下限为 0.8）。

2. 拥挤现象　对单个视标的分辨力较排列成行视标要高。

3. 弱视眼常有固视异常如旁中心固视，即黄斑旁视网膜某一点代替黄斑注视目标。

4. 常有眼位偏斜。

（三）治疗方法

弱视治疗的原则在于消除抑制，提高视力，矫正眼位，以期恢复两眼的视功能。早期发现，及时治疗是提高治愈率的关键。整个治疗过程应对孩子多引导多鼓励，并做到持之以恒。

1. 传统遮盖治疗是在屈光矫正的前提下，遮盖视力较好的眼，强迫训练弱视眼，从而训练弱视眼的黄斑固视和融合功能。

遮盖分为完全和部分遮盖，遮盖时间和方法要根据患儿的年龄、视力、注视性质进行选择。

2. 压抑疗法利用一定度数的眼镜片和散瞳药物抑制健眼看近或看远，人为制造屈光参差，造成患者只能用一眼看近，另一眼看远，从而促使弱视眼的视功能提高。

3. 常规视觉训练方法包括绘图、穿针、穿珠子、摆积木等精细目力的作业，此外多媒体网络视觉训练也是近年来比较受欢迎的方法。

4. 视力明显提高后还可结合同视机训练双眼视功能。

一般情况，中心注视性弱视的治疗效果要优于旁中心注视性弱视。旁中心注视者需通过闪光照射、光栅刺激或者红色滤光片等方法，训练正常黄斑注视功能，将旁中心注视转变为中心注视。

弱视治疗效果评价：

无效：戴镜及矫正视力，退步、不变或视力表仅提高一行者；

进步：戴镜及矫正视力，视力表增进两行及两行以上者；

基本痊愈：戴镜及矫正视力恢复到好于或等于 0.9 者；

痊愈：经过三年随访，矫正视力保持在 1.0 左右，或裸眼视力正常者。

■专家提醒：婴幼儿可做单眼遮盖试验，帮助家长初步了解双眼视力的发育情况；学龄前期儿童建议每半年进行一次视力普查；发现孩子有斜视、视物歪头等其他异常表现，应尽早到医院眼科检查。

视疲劳的概念与常见病因

日常生活中，我们长时间用眼后会出现诸如眼睛干涩、视力模糊、眩晕复视、眼周疼痛，严重者还会出现头痛、恶心呕吐、情绪烦躁等不适症状。医学上我们将这种超负荷用眼引起的一组疲劳综合征统称为视疲劳。

视疲劳一词原意是指"眼无力"，是由希腊语衍生而来。常见的原因除了长时间盯电子数码屏幕、不恰当的读写姿势及阅读环境外，睡眠不足、过量使用眼药水也会加重视疲劳症状，严重影响工作和学习。

（一）视疲劳的主要发生机制

人的眼球是个复杂的器官，由多条眼内肌和眼外肌共同支配。眼内肌（包括睫状肌、瞳孔括约肌和开大肌）参与调控看近时调节及瞳孔变化，而眼外肌的主要功能是支配眼球的辐辏运动、保持眼睛的正位。人眼视觉系统为获得清晰的双眼单视必须动用与注视距离一致的调节与聚散能力。

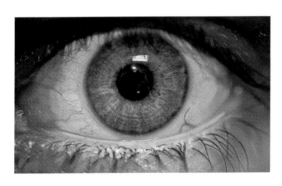 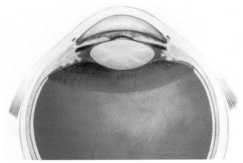

正常情况下，近距离阅读会同时引发眼外肌和眼内肌的收缩，出现集合反射和眼调节，才能使我们看得清晰、看得舒适。而引起视疲劳发生是多个因素，首要原因是长时间近距离用眼导致的眼肌过度收缩。

（1）近视、远视的状态，因无法在视网膜上形成清晰成像，过多使用睫状肌会出现相应的神经痛。

（2）近视眼本身还存在调节灵敏度的降低、调节与集合比例失调，也会增加眼的调节负担。

（3）睫状肌病变、眼外肌异常可直接引起双眼的不协调运动和眼位偏斜，加重视疲劳的症状。

（4）大脑融合功能不足会影响双眼单视功能，也会引起视疲劳。

（二）致视疲劳的原因

视疲劳是一种眼科常见病，其发生既可以有眼部的因素，也可跟个人习惯、周围环境及全身状况有关。一旦发生，应综合分析，帮助患者得到及时治疗。

1. 屈光状态异常　近视、远视状态下，持续用眼使之出现过度调节，引起睫状肌疲劳；散光时不同径向的差异而出现调节不一致，以及屈光参差时双眼物像不等而引起视觉干扰，均会出现用眼过程的疲劳；老视眼自身的调节力不足、调节近点远移，也容易出现疲劳。

2. 眼部异常　麦粒肿、霰粒肿会压迫眼球引起散光源性视疲劳；角膜炎、结膜炎时出现的眼部刺激症状可加重视疲劳；晶状体混浊以及瞳孔直径偏大因引起视物不清也会加重用眼负担；隐性斜视又称潜伏性斜视，需要通过矫正性融合反射，眼球才能在正位，容易引起视疲劳；青光眼、干眼以及鼻窦炎也都可以引起视疲劳。

因某种原因导致眼睑异常（包括睑腺炎、睑板腺囊肿、眼睑脓肿或上睑下垂），遮挡了入射光线，使得视物容易疲劳感，并伴有眼睑的沉重感。

3. 个人习惯　个人用眼习惯不科学如错误的阅读姿势，会引起注视目标不稳定以及眼肌的疲劳。此外，营养缺乏、熬夜或失眠、过度吸烟饮酒均可增加视疲劳的发生概率。

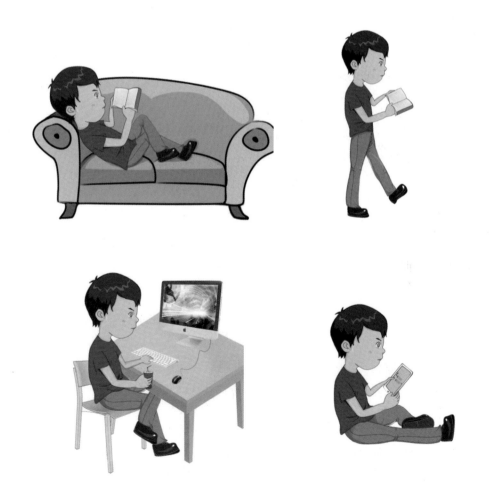

4. 周围环境　用眼周围环境不当会引起不同程度的视觉及心理干扰，也是引起视疲劳的常见原因。包括环境中照明分布不均、光线太亮或太暗、光源闪烁不稳定、视标与背景的对比度不明显等等。

此外，干燥季节以及室内湿度不足如长时间使用空调也会加重视疲劳的症状。

5. 全身状况　人体是一个有机整体，各器官之间都是相互影响的。患有全身器质性疾病（如贫血、心功能不全、高血压、甲状腺疾病、颈椎病等）、特殊时期（月经期、哺乳期、更年期）、体质虚弱或有神经衰弱病史者，更易出现视疲劳。

6. 精神因素　精神因素会直接影响视疲劳的症状，过于紧张时主观感受会被夸大。特别是处于一个喧嚣嘈杂或有刺激性异味的环境中，可出现心理干扰而增加疲倦感。

| 视频终端综合征 |

随着互联网和通信技术的发展，越来越多的人在工作和生活中需要应用电脑手机等相关电子设备。除了在日常办公中需要应用到电子屏幕外，在街道角落、地铁公交随处可见通过手机上网阅读的人群，依赖电子屏的游戏娱乐项目更是屡见不鲜。长时间在视频终端前注视用眼，会出现眼睛的疲劳干涩、视物模糊、胀痛异物感等眼部不适症状，严重者可影响到中枢神经，进而引起肩颈腕部的麻木酸痛，食欲减退，抵抗力下降，以及头晕头痛、烦躁不安、记忆力减退等精神症状。这种由于长时间在视频终端前操作和注视电子屏幕而产生的一系列症状称为视频终端综合征，简称 VDT（visual display terminal）。在所有 VDT 症状中，以眼部症状出现的概率最高。

（一）主要病因

1. 长时间近距离注视视频终端，除了近距离工作本身引起的调节灵敏度下降和集合的紧张外，眼睛视线需要在屏幕、键盘之间不断变换，增加了调节的负荷。

2. 电脑屏幕与书本界面不同，显示器的亮度和对比度、字体的大小间距、背景颜色及刷新频率等参数异常都可直接对眼睛的调节产生干扰。视标的清晰度低、屏幕画面闪烁不稳定以及亮度不均匀都会对眼睛造成刺激。

3. 长时间接受各种光污染刺激，包括光照亮度过强或不足、光源不稳定以及眩光效应，会降低中枢神经系统的反应，加剧视疲劳的症状。

4. 患者自身存在近视、远视、散光或双眼屈光度数明显不等、所配戴的眼镜度数不准确、以及合并有隐斜视或老花眼，均可加重眼睛的疲劳。

5. 长期阅读姿势不正确，桌椅及显示器的高度不合适，也会增加用眼的负荷。

（二）主要临床表现

VDT 患者会出现视觉系统及全身的各种不适，可严重影响工作状态及生活质量。通常可表现为以下几方面：

（1）视力下降：连续在电子屏幕前操作，使得眼部睫状肌疼挛，出现调节力下降及集合疲劳现象，出现远视力暂时性下降，近距离阅读不能持久，伴有眼部胀痛及酸涩等症状。合并干眼还会由于眼表泪膜的不稳定，导致视觉质量下降。

（2）近视眼加重：经常操作电子设备者，尤其是对于青少年儿童而言，长时间近距离用眼会加速近视的发展。

（3）干眼：电脑屏幕能发出各种射线，导致泪液的分泌减少；用眼时过于专注，瞬目次数减少，以及空调环境中泪液蒸发过快，都易导致眼部的干燥，引起眼部发痒、烧灼异物感等相应不适症状。

（4）颈、肩、腕部酸痛：因长时间的坐位低头及操作键盘鼠标，姿势容易僵化固定，使颈部、腰背部出现酸痛不适感，手腕部感到僵硬疼痛。

（5）精神低落：长期固定姿势作业，会使人感到单调乏味，注意力的下降。有的出现烦躁不安、恶心头晕等症状。

（三）预防及治疗

1. 注意劳逸结合，减少连续用眼时间，每工作 1 小时休息 10 ～ 15 分钟，休息时可采取远眺或做眼保健操等方法。

2. 室内工作环境要保持通风和一定的湿度，使用各种视频终端时有意识多眨眼，每分钟眨眼不低于 15 ～ 20 次，使泪液均匀分布在角膜结膜表面，干眼者可应用人工泪液或眼部热敷缓解不适症状。

3. 适度使用电子产品，电脑手机的显示屏亮度要适中，减少外源性反光或眩光。

4. 坐姿端正，使用显示屏时双眼平视或轻度向下注视屏幕为佳，眼睛与屏幕之间保持 60cm 左右距离。

5. 平时清淡饮食，应酌情多吃一些含维生素 A 的食物，如胡萝卜、豆类、菠菜、动物肝脏、西红柿、果仁、新鲜水果等，能减少视网膜感光物质视紫红质的消耗，保护视力。

6. 如果感觉眼睛的不适症状持续存在，建议及时就医诊治。视疲劳症状十分严重时，可行泪小点栓塞术。

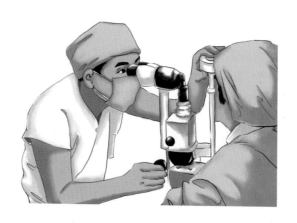

▎防治视疲劳有新招▕

视疲劳是一种可影响用眼者心理生理状态的常见眼病综合征。在日常的工作学习中，越来越多的人需要长时间超负荷用眼。视疲劳现象在广大的研究人员、编辑、学生及职场白领中时常发生，其危害性也日益受到大家的重视。

如何能保持明眸善睐，驱走用眼疲劳的困扰呢？

目前，临床上尚无一个完全去除视疲劳的有效方法，并且具体的治疗效果也因人而异。较合理的做法是首先明确个人病因，然后通过合理用眼、改善阅读环境以及综合治疗等多方面措施来消除缓解不适症状。

（一）良好的用眼习惯

1. 近距离用眼姿势　平时坐姿要端正，双眼平视或轻度向下注视荧光屏为佳，不在卧床、乘车、走路时看书，纠正伏案歪头等不良阅读姿势；视物要保持适当距离，如电脑屏幕与眼保持 60cm 左右距离，书本放在距眼睛 30cm 处。

2. 控制近距离用眼时间　避免长时间的近距离工作。每工作 1 小时休息 10～15 分钟，休息时应尽量远眺。此外，用眼过程中如感觉眼睛不适，应立即休息。

3. 户外活动　多一些户外的运动，坚持每天做眼保健操，改善眼部血液循环的同时，还可以帮助放松眼部肌肉和神经。

（二）改善阅读环境

1. 改善工作环境，照明光线应明暗适中，直接照明与间接照明相结合。
2. 电脑、手机屏幕的亮度适中，并调整反差（明暗对比）使字体清晰。
3. 看电视或使用电脑时不要关灯，选择对眼睛伤害较小的黄光、绿光。
4. 电子屏幕的背景颜色最好用浅色，字体选择偏大一些。
5. 长时间使用电脑最好不要戴隐形眼镜，以免加剧眼睛的不适感。
6. 办公室环境要保持一定的湿度。

（三）治疗眼部及全身病

1. 科学验光配镜，矫正屈光不正。
2. 患外隐斜者可进行眼外肌的训练。
3. 干眼患者使用不含防腐剂的眼药水，必要时可热敷增加泪液的分泌。
4. 作息规律，调节精神压力。
5. 定期体检，有全身器质性疾病者及时前往医院诊治。

（四）其他

1. 合理饮食，注意营养　要注意清淡饮食，科学摄入维生素，促进眼睛的营养及代谢。建议多吃富含维生素 A、维生素 B 的食物，如胡萝卜、空心菜、菠菜、西红柿、豆制品、牛奶、鸡蛋、核桃、瘦肉及新鲜水果等。

2. 阅读过程中多眨眼　正常情况下，每分钟平均眨眼约 20 次。当我们长时间读写或者从事其他需高度集中注意力的近距离工作时，眨眼次数会显著减少，造成泪液分泌不足，出现眼睛干涩的症状。阅读过程中要经常眨眨眼，有助于促进泪液分泌。

3. 按摩相关穴位促进眼周循环，用食指和拇指按摩面部的睛明穴、攒竹穴、太阳穴。

（1）攒竹穴位于眉头凹陷（眶上切迹）处，是视神经进出眼睛的位置。

（2）睛明穴位于眼内角稍上方凹陷处（眼角再稍偏上一点），此处分布有滑车上、下神经、动眼神经、眼神经。

（3）太阳穴位于眉梢与眼外角连线中点，向后约一横指的凹陷处，是"三叉神经"和"睫状神经节"的汇集之处。

4. 喝茶帮助缓解视疲劳　喝花茶如菊花茶、绿茶，可起到明目、清热解毒的作用，缓解用眼疲劳。

在互联网技术日益普及的当下，视疲劳现象的发生呈现逐年增多的趋势。而随着医学界对于视疲劳发生机理的进一步研究和大众对于相关科普知识的学习，其防治的办法也在不断更新中。总的来说，防治视疲劳应结合自身的实际情况，从多个方面入手进行综合防治，并做到坚持不懈。

（董子献）

第 七 章

葡萄膜炎及眼部常见肿瘤

　　葡萄膜是眼球壁三层中（巩膜、葡萄膜、视网膜）的中间一层，由富含黑色素的细胞和血管组织构成，从前向后依次为虹膜、睫状体、脉络膜。葡萄膜容易发生各种炎症，包括感染性的及其他非感染性的炎症，统称为葡萄膜炎。在医学上我们依据炎症发生的部位将葡萄膜炎分为前、中间、后葡萄膜炎，有时候整个葡萄膜都发生炎症就叫做全葡萄膜炎。

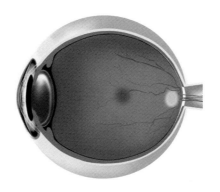

｜前葡萄膜炎｜

　　包括虹膜炎、虹膜睫状体炎和前部睫状体炎，是所有葡萄膜炎里面最常见的一大类，大约占了一半左右。经常发生于中青年，没有性别的区别。发病原因包括有的患者可能存在自身免疫性疾病如类风湿关节炎、红斑狼疮等或病原体感染性疾病如结核、梅毒等。患了前葡萄膜炎的人常表现为眼红、刺痛或胀痛、畏光流泪、看不清物体。医生检查时会发现眼球充血变红、角膜后有沉着物、前房闪辉或者炎性细胞，虹膜、瞳孔、晶状体也会有改变。

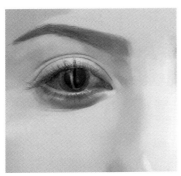
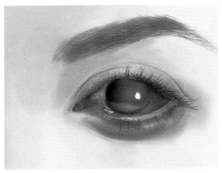

前葡萄膜炎反反复复发作或者一直没有好好治疗会导致眼睛发生白内障或者是青光眼，严重的还能导致眼球最终萎缩。所以一旦出现前葡萄膜炎的上述症状要及时就医。医学上治疗前葡萄膜炎主要采取两个方法，一是使用激素类药物如泼尼松、地塞米松等控制炎症，有滴眼液或者片剂口服、针剂静脉滴注，二是睫状体麻痹剂，例如阿托品、托比卡胺等滴眼剂，扩大瞳孔。治疗的目标是控制炎症，减少复发及并发症。患者日常生活上应注意避免过度劳累、精神压力，锻炼身体，培养良好生活习惯。

中间葡萄膜炎

中间葡萄膜炎是一类发生在睫状体扁平部、玻璃体基底部、周边视网膜和脉络膜的炎症性疾病。多见于 40 岁以下人群，男女之间发病没有区别。患病的人可能不能确切知道发病时间，可能也没有明显的感觉或者仅仅觉得眼前黑影飘动，当影响到视力时到医院就诊才被医生发现。这是一类慢性炎症，时间久后可以影响视网膜的黄斑区或者发生白内障导致视力下降。治疗上医生会依据炎症的程度采取药物或者定期观察。炎症明显的需要使用激素、扩瞳孔药物等。

后葡萄膜炎

后葡萄膜炎是指发生在脉络膜、视网膜、视网膜血管和玻璃体的一类炎症性疾病，医学专业上依据发生的部位不同包括脉络膜炎、视网膜炎、脉络膜视网膜炎、视网膜脉络膜炎和视网膜血管炎等。患病的人最主要的感觉是视力下降，可能还有眼前黑影飘动，疼痛不舒服等等。前去医院就医时，医生根据检查结果可能做出诊断，但是往往还需要一些特殊检查如抽血检查、胸部 X 片、视网膜血管造影等等，目的是希望发现病因，但是很多时候进行了一系列检查后仍然不能发现病因。若发现病因时候多要针对病因进行治疗，同时进行激素或者免疫抑制剂抗炎治疗。

眼睑肿瘤

眼睑肿瘤通俗地讲就是眼皮上长了肿块。眼睑肿瘤有良性和恶性之分，通常以良性者多见。眼睑良性肿瘤包括眼睑血管瘤、色素痣、黄色瘤、乳头状瘤等。眼睑恶性肿瘤包括基底细胞癌、皮脂腺癌、鳞状细胞癌、恶性黑色素瘤等。

1. 毛细血管瘤　是最常见的眼睑血管瘤，出生后就出现，生长迅速，病变经常长在眼睑皮下或者结膜下，为蓝色或紫红色包块。因为 75% 的患儿在 7 岁左右可自行消退，通常不需要治疗。但是如果血管瘤压迫引起散光而继发屈光参差、屈光性弱视、斜视，则需要治疗，可先在病灶内注射一种糖皮质激素的药物，如果效果不理想，就考虑手术切除或冷冻。

2. 色素痣　与我们身体其他部位的痣具有相同的病理结构。一般不需要治疗，有恶变倾向或者美容要求者可以手术切除。

3. 黄色瘤　通常长在两只眼上眼皮内侧，老年人好发，外表呈现扁平的黄色的斑块，摸上去较软，有美容要求的患者可以手术切除，冷冻或激光切除。

4. 乳头状瘤 外表呈乳头状，部分瘤体有色素沉积，有美容要求者可考虑手术切除或者激光切除。

5. 眼睑基底细胞癌 是眼睑最常见的恶性肿瘤，多见于 50～70 岁的中老年人，男性多于女性。肿瘤好长在下眼皮和内眼角，表现为针头或者黄豆大小的半透明的小包块，逐渐长大，边界不清楚，包块底部硬，中间可以形成小的坏死灶，表面有痂皮或者色素沉着。这种肿瘤恶性程度低，很少发生转移，以手术治疗为主，对于不能完全切除或者怀疑未能完全切除的患者，应采取局部放射治疗。

6. 眼睑皮脂腺癌 占我国眼睑恶性肿瘤发病率的第 2 位，多见于中老年女性，好发于上眼皮。早期表现为眼皮内坚韧的小包块，逐渐长大，表面皮肤通常完好无损。但有时癌组织可穿破皮肤，呈菜花状。这种肿瘤主要治疗办法是手术彻底切除联合眼皮成形。对于已发生远处转移的患者可采用化疗。

7. 眼睑鳞状细胞癌 占眼睑恶性肿瘤的第 3 位，多见于老年人，男性居多。肿瘤好长在眼睑皮肤和黏膜交界的地方，发展快，侵袭性强。以手术治疗为主，通常根据肿瘤范围确定切除范围，再行放射治疗。

8. 恶性黑色素瘤 仅占眼睑所有恶性肿瘤的 1%，但恶性程度高，容易扩散转移到其他部位，多见于老年人，女性居多。多起源于原先就存在的交界痣，复合痣等。对放疗和化疗均不敏感，所以需要早发现，早手术。

眼眶肿瘤

眼眶肿瘤可以简单理解为生长在眼球周围组织的肿瘤。它们可以起源于眼眶组织本身，也可以是由眼眶邻近组织如眼球、鼻腔、颅腔等部位肿瘤生长蔓延侵犯入眼眶；还有一种眼眶肿瘤是转移性的，是指身体其他部位的肿瘤如乳腺癌、肺癌、前列腺癌等经血流转移入眼眶，均为恶性肿瘤。

在肿瘤早期，患者可能没有任何症状及不适。当肿瘤生长到一定体积，压迫神经出现视力下降或者眼球突出等症状时，才被患者或者家人发现。

眼眶肿瘤的诊断，一般不大困难。良恶性的鉴别也都能从临床表现、CT 或 MRI（磁共振）等影像学检查中得到比较有价值的线索。根据患者病史，肿瘤的形态及生长速度，对视功能的损害程度，有无眶骨骨质破坏，有无身体其他部位肿瘤的存在，肿瘤是否呈浸润性生长，是否侵入鼻窦及颅内。综合上述资料，对肿瘤的性质判断即可做到八九不离十。医生会依据肿瘤类型，大小、良恶性程度等综合考虑采用治疗方法。手术治疗：无论良性或者恶性的眼眶肿瘤，手术摘除肿瘤是最常用且行之有效的方法。手术适用于 95% 以上的眼眶肿瘤，如眶脑膜瘤、海绵状血管瘤、泪腺肿瘤、视神经胶质瘤、视神经鞘瘤及眶皮样囊肿等。放射治疗：适用于眼眶的恶性肿瘤及转移癌，如乳腺癌、肺癌及肾癌的眼眶转移，鼻咽癌蔓延至眼眶及肿瘤摘除后的辅助治疗等。药物治疗：大多数眼眶肿瘤药物治疗无效。对那些不能够耐受手术或放射治疗效果不佳者，可选择药物治疗。如较小的眶炎性假瘤可应用糖皮质激素治疗。眼眶恶性淋巴瘤则以化疗为主。

葡萄膜肿瘤

（一）脉络膜血管瘤

脉络膜血管瘤是一种常见的先天性血管发育畸形所形成的良性错构瘤，好发于青年人，多在成年以后发现。它不仅给人们的容貌上带来了影响，对人们的健康也产生了威胁，如果不及时治疗可能导致完全失明。患者常常因感觉视力下降，到医院检查，而被医生发现在眼底脉络膜上出现肿物，晚期甚至发生视网膜脱离。医生通过 B 超还有磁共振等检查来明确诊断，甚至可能需要其他科室医生会诊，因为有一半的患者还有眼睑或颜面的血管瘤。脉络膜血管瘤虽然是良性肿瘤，但累及的器官范围广，容易发生视网膜脱离等，最终会导致视力较差，因此及时的治疗是非常必要的。需要根据脉络膜血管瘤瘤体的大小和所在位置来选择治疗的方法。目前的治疗方法有激光光凝术、经瞳孔温热疗法、光动力疗法，必要时还可以进行手术。

（二）脉络膜骨瘤

脉络膜骨瘤系良性骨性肿瘤，由成熟骨组织构成的生长在脉络膜的肿瘤，发病原因尚不清楚。这个病多发生在年轻的健康女性身上，而且多数是一个眼发生，发展缓慢，很多患者早期无不适症状，因此常不容易被发现，当瘤体较大或者波及视物中心位置即黄斑时会表现视力下降、视物变形、视物遮挡等症状。当出现这些症状后，患者前到医院就诊，医生会根据眼底的表现和超声、CT 检查结果明确诊断。

脉络膜骨瘤目前尚无有效治疗方法，无症状的脉络膜骨瘤患者可以进行随访观察，如果发生并发症，出现视网膜下新生血管，可考虑光凝治疗，如果新生血管位于中心凹处则考虑使用光动力疗法。

（三）葡萄膜恶性黑色素瘤

葡萄膜的恶性黑色素瘤是成年人最多见的眼内恶性肿瘤。恶性黑色素瘤因其所发生的位置不同，临床表现也会不同，有的患者无症状，有的患者感觉视力下降，或者有眼胀痛等青光眼症状。眼科医生通过对眼部的检查，结合 B 超、磁共振等检查大多数能够明确诊断。但是迄今为止，此病尚无统一的治疗方案。大多数医生会根据肿瘤大小、位置、形态、生长速度、患眼及对侧眼的视力、年龄、全身情况、心理因素等选用合适的、不同的治疗方法，必要时多种方法联合治疗。这个疾病是一种恶性肿瘤，对视力损伤严重，而且一旦转移死亡率较高，应当引起人们的重视。

（四）脉络膜转移癌

近年来脉络膜转移癌越来越多见，可能与癌性疾病的发病率增高相关，脉络膜转移癌于女性中以乳腺癌转移常见，于男性中则以肺癌转移最为多见。因脉络膜转移癌好发后极部脉络膜，同时转移癌生长速度快，因此在早期患者即有闪光感或视力减退的症状。另外肿瘤生长时刺激睫状神经引起头痛和眼痛，尤以乳腺癌转移多见。因此当癌症患者出现视力下降、眼痛等症状时一定要警惕眼部转移，及早到医院就诊。就诊后完善全身脏器和眼部 B 超等检查。脉络膜转移癌可根据原发肿瘤的情况选用放疗或化疗，如果全身状态为癌症晚期，已经广泛转移，则单纯眼球摘除并无治疗意义。

| 视网膜肿瘤 |

视网膜母细胞瘤是婴幼儿最常见的眼内恶性肿瘤，家长及时发现和及时治疗非常重要，但是在实际生活中确很难做到。因为婴幼儿很难能把眼睛的一些不舒服情况告诉家长，家长平时也难以发现，往往等到出现明显症状才去医院就医。对于婴幼儿出现眼睛斜视、不能注视，瞳孔区发白（白瞳征）的症状，家长不能忽视，一定及时到医院就诊。目前对于婴幼儿有完善的眼科检查器械，只要及时就医大多数都能明确诊断。以往发现这种疾病，都要行眼球摘除，现在随着医学科技的进步，采用化疗、放疗等综合治疗，使得能够保留眼球已经成为可能。

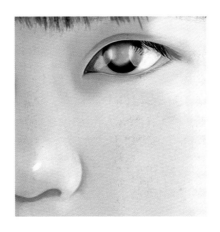

（柯根杰）

第 八 章

老视及白内障

| 老视有哪些表现 |

老视在日常生活中是个常见的现象，我们经常在生活中听见 50 岁以上的人中抱怨手机或是报纸上的小字看不清楚等。是不是人年纪大了都会出现老花，有人说我是近视眼，可以抵消老花，是不是这样的呢？

首先我们先来看看什么是老视？

老视是指随着年龄的增长而导致的眼睛的生理性调节功能下降的一种现象。它是一种生理现象，不是病理状态也不属于屈光不正。在儿童和青年时期，通过环形睫状肌的收缩导致晶状体悬韧带放松，晶状体变凸，增加晶状体的曲率，从而增强眼的屈光力，这样近处来的光线就可以通过变凸的晶状体投射于视网膜上。我们就可以清晰地看到近处物体了。40 ~ 45 岁时开始，晶状体的硬度增加，本身弹性降低，同时睫状肌的调节能力也是逐渐下降的，会逐渐出现看近很困难，也就是通常说的老花。

老视眼的发生和发展与年龄直接相关，大多出现在 45 岁以后。其发生迟早和严重程度还与其他因素有关，如原来的屈光状况、阅读习惯、照明以及全身健康状况等。

老视眼通常有以下表现：

1. 看近困难　表现为在日常生活中视近时不自觉地将头向后仰以增加阅读距离。并且阅读距离随着年龄的增加而增加。近视眼患者因为远点前移看近时需要把眼镜拿下，物体位于远点时即可看清。

2. 阅读需要更强的照明度　开始时，晚上或暗光下看书有些不舒适。照明不足不仅使视分辨阈升高还使瞳孔散大，由于瞳孔散大在视网膜上形成较大的弥散圈因而使老视眼的症状更加明显。随着年龄的增长，即使在白天从事近距离工作也易于疲劳，所以老视眼的人，晚上看书喜欢用较亮的灯光。有时把灯光放在书本和眼的中间，这样不但可以增加书本与文字之间的对比度，而且还可以使瞳孔缩小。但是灯光放在眼前必然造成眩光的干扰，这种干扰光源愈接近视轴，对视力的影响就愈大，有些老人喜欢在阳光下看书，就是这个道理。

3. 视近疲劳及不能持久　近距离阅读时间不能持久，因为患者的调节能力有限，在近距离阅读时，为了看清需要最大限度地调动双眼的调节能力，因此，往往会出现近距离工作不能持久，头昏眼胀等症状。调节不足就是近点逐渐变远，经过努力还可看清楚近处物体。如果这种努力超过限度引起睫状体的紧张，再看远处物体时，由于睫状体的紧张不能马上放松，因而形成暂时近视。再看近处物体时又有短时间的模糊此即调节反应迟钝的表现。

4. 不同的屈光状态会导致出现老视的时间不同 表现为近视眼患者看近时喜欢脱下眼镜，而远视患者会出现早老花现象。但是老视是一种生理状态，无论近视、远视、正视眼、均会发生老视。

老视眼的治疗

老视眼的治疗包括非手术治疗和手术治疗两种。

（一）非手术治疗

佩戴框架式眼镜，这是最为传统也是最为普遍的治疗方式。框架式眼镜也经历了单光、双光、渐进多焦眼镜的发展。目前这三种眼镜均在市场上可见。单光框架眼镜主要用于看近，看远不清晰。看远时需要取下眼镜，给患者带来不便。双光眼镜既能看近又能看远，不需频繁取戴眼镜。但易产生中间距离视物模糊。渐变多焦眼镜采用上方视远，下方视近，中间为中距离渐变区的方式，但由于不同焦点放大率不同，患者在佩戴初期会有眩晕等不适感觉，需要时间来适应。并且价格较贵。

（二）手术治疗

目前临床上较常使用的是：

1. 晶状体手术 屈光性晶状体摘除联合多焦点人工晶状体植入术或者可调节人工晶状体植入术。多焦点人工晶状体主要通过晶状体表面设计的衍射或折射区域设计使得不同距离的光线进入眼内后在视网膜上清晰成像。可调节晶体工晶状体可由焦点的移动而引起假晶状体的调节，通过这两种晶状体的植入，可以一定程度改善老视现象，但是手术是有一定的风险，术后发生的囊袋收缩、晶状体的偏中心等会影响其调节效果。由于光线的再次分配，会导致眩晕或对比敏感度下降。对于有黄斑变性的患者不建议植入。因此，目前这种手术并没有被列为矫正老视的常规手术。

2. 角膜手术

角膜热成形术：角膜热成形术主要包括传导性热角膜成形术与激光角膜热成形术（laser thermal keratoplasty，LTK），前者应用广泛。传导性热角膜成形术通过角膜探针刺入中周部角膜，传递 350kHz 射频电流，使中周部基质胶原纤维的胶原蛋白产生围绕探针的圆柱形变性而收缩，产生的印迹深达 80% 角膜厚度，导致角膜中央变凸，曲率变大，缓解远视和老视症状。通过增减治疗点的数量来达到不同度数屈光矫正的目的，可选择 8、16、24、32 个点。优缺点：CK 不损伤中央光学区，不切削角膜组织，有较好的安全性、有效性与可预测性，恢复期短，可重复治疗。角膜组织被加热成柱状收缩区，回退较少，更为安全稳定。但 CK 仅用于轻度远视老视眼的矫正，局限于单眼视的矫正，术后不同时期可有轻度疼痛、角膜水肿、复发性上皮糜烂、光敏感性增强等症状，但可逐渐消除。该手术已经被美国 FDA 认可。

激光角膜热成形术（laser thermal keratoplasty，LTK）：应用波长 1.9 ~ 2.3μm 激光在角膜内做一定深度的穿透，深度和角膜厚度相匹配，激光产生的热能使周边角膜纤维收缩，而导致角膜中央产生中央角膜曲率增加，从而矫正远视和老视。优缺点：LTK 操作简单迅速，恢复快，不影响中心视轴，它没有手术器械与角膜的接触，减少了感染的机会，不切削角膜组织，相对安全。但 LTK 术后部分患者有 HAZE，与 CK 相比，LTK 产生的热印迹没有 CK 一致，术后可引起明显的屈光回退，同时可有角膜内皮损伤。所以目前大多采用 CK 治疗老视，而 LTK 应用相对较少。

PRK 和 LASIK 手术。包括单眼视激光角膜切削术和角膜非球面性切削术。单眼视矫正老视，即一眼矫正看远，一眼矫正看近。非球面切削通过调整双眼角膜非球面性，引入负球差以增加眼的焦深，提高视力。

何为白内障

正常晶状体是双凸面、有弹性、无血管透明的组织，通过晶状体悬韧带悬挂在眼内。白内障是由于晶状体蛋白变性出现透明度降低，导致患眼视物模糊。白内障是目前最常见的一种眼病，多见于 40 岁以上患者。

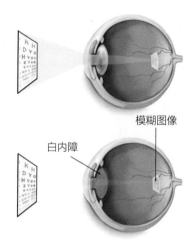

模糊图像

白内障

白内障是老龄化人口中引起视力下降和致盲的首要原因，约有一半的低视力是由于白内障所造成的。根据 2012 年 WHO 的报道，在全球范围内的 3900 万低视力患者中，因白内障所引起的约占 1800 万。而在中国，因白内障致盲的人数约为 250 万，位居各类致盲原因的首位。

白内障的病因及症状有哪些

白内障的发病机制复杂，是机体内外各种因素对晶状体长期综合作用的结果。许多因素，如老化、遗传、代谢异常、外伤、辐射、中毒等可以导致晶状体所处的眼内环境的改变。直接或间接破坏晶状体的组织结构。引起晶状体代谢障碍导致晶状体的透明度下降。流行病学的研究表明，过量的紫外线照射、糖尿病、高血压、过量饮酒和吸烟等都是白内障发病的危险因素。

临床上按照白内障的病因分为：①年龄相关性白内障；②外伤性白内障；③并发性白内障；④代谢性白内障；⑤中毒性白内障；⑥辐射性白内障；⑦发育性白内障；⑧后发性白内障。

其中最常见的为年龄相关性白内障，临床上多见于 60 岁以上的老年人，随着年龄的增长，患病率显著增加。分为皮质性、核性和后囊下三类。

临床表现为渐进性的无痛性的视物下降，双眼均可发病，但是发病时间及程度可有所不同，发病初期患者经常感觉眼前似有阴影遮挡，畏光。可能会出现单眼复视或多视。随着时间的推移，晶状体混浊的加重，视力逐渐下降眼前手动或是光感，另外还有一些病人表现为老花的减轻。通常随着年龄的增加，会逐渐出现老花，但是在发生核性白内障的患者会出现看近好转，或者原有近视的患者近视度数增加。患者自以为眼睛好转，原来是核性白内障的原因。

外伤性白内障指由于眼球顿挫伤、穿通伤、爆炸伤等各种外伤引起的晶状体混浊。多单眼发生，多见于男性青壮年和儿童。根据外伤的类型和程度不同，所引起的晶状体的混浊程度也不同，轻者，只引起晶状体局限性混浊，不影响视力，可长期随访观察。重者，除了有晶状体的混浊，可能还伴有外伤导致的晶状体脱位，继发性青光眼等，治疗起来相对于普通的老年性白内障要复杂很多。

先天性白内障指出生时或出生后一年内逐渐形成的先天遗传或者发育障碍导致的白内障。这是一种常见的儿童眼病，可单眼或双眼同时发病。常见的病因有遗传因素，另外在母体怀孕的前 3 个月，感染了风疹病毒，水痘或单纯疱疹病毒等，病毒会干扰晶状体代谢，导致蛋白合成异常致晶状体混浊。

并发性白内障指并发于眼部的炎症或者是退行性而导致的晶状体混浊。常见于葡萄膜炎、视网膜色素、视网膜脱离、青光眼、高度近视等。

药物性及中毒性白内障指人体长期接触一些对晶状体有毒性的药物或是化学药品而导致的晶状体混浊。目前已知可导致晶状体混浊的药物有 50 余种。其中，最常见的药物有糖皮质激素，氯丙嗪，毛果芸香碱眼水。常见的化学物质主要有苯、氟、萘等。

辐射性白内障为各种类型的放射线如 γ 射线、质子、中子、微波辐射导致的晶状体混浊。一般发生于长期接触放射线的人群中，如玻璃厂和炼钢厂的工人，因长期接触短波红外线，医护人员在进行检查和治疗时经常接触电离辐射线等容易发生晶状体的混浊，要注意佩戴防护眼镜，并定期进行晶状体的健康检查。

白内障的手术时机

白内障目前公认的治疗方法是手术。在白内障的早期也可以采用一些改善晶状体代谢的药物来延缓白内障的发展，临床上常用的一些药物是白内停眼水、还原型谷胱甘肽等，但是白内障的发展一般是不可逆的，晶状体一旦混浊到影响日常工作和生活时，还是需要及时手术摘除混浊的白内障。

在 20 世纪八九十年代，因为手术技术和仪器的限制，白内障一般都要等到完全成熟以后及患者视力下降到眼前指数或是手动、光感再进行手术。而近年来，随着手术技术的提高和仪器的改进，白内障手术已经从简单的复明手术变为屈光手术，从看得见已经发展为看得清和看得好。

目前的白内障超声乳化手术技术已相当成熟，手术损伤小，视力恢复快。但一些白内障患者受过去观念的影响，或担心手术并发症，对手术有恐惧心理，等到白内障完全成熟或过熟期才手术，这时白内障核很硬，超声乳化时间长，反而增加了手术并发症的发生机会。

目前最常用的手术是白内障超声乳化摘除＋人工晶状体植入术。这是一种采用超声能量将混浊晶状体的核及皮质乳化吸除后，在晶状体囊袋内植入一枚人工晶状体的手术方法。超声乳化手术的切口只有 3mm 或更小，具有组织损伤小，切口不用缝合，手术时间短、视力恢复快、角膜散光小等优点。并且可以在表面麻醉下进行手术。飞秒激光辅助的白内障超声乳化手术，使角膜切口更整齐，环形撕囊更精准、居中，并且可以预劈核，减少了超声能量的释放，提高了手术的质量和安全性。

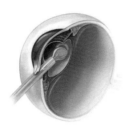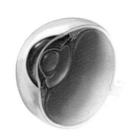

｜如何选择人工晶状体｜

眼科医师如何为患者选择一枚合适的人工晶状体呢？

首先我们要对患者的眼部参数进行测量，包括角膜曲率以及眼轴长。然后根据人工晶状体计算公式确定植入的人工晶状体度数。

同时还要考虑到患者的原有的屈光状态以及对侧眼的屈光状态来选择合适的人工晶状体。人工晶状体植入术后预留屈光度应从以下几个方面综合考虑。

（1）术前屈光状态：对于近视的患者，尤其是高度近视，长期适应了近视状态，若完全矫正后患者会不适应，最好保留一定的近视度数。一般保留 300 度左右的近视。

（2）生活和阅读习惯：根据患者的生活习惯，喜欢看书看报或者从事对近视力要求高的职业的患者可以选择保留近视的人工晶状体，而喜欢看电视、运动对远距离要求高的患者一般根据正式状态安装人工晶状体。

（3）根据双眼的屈光状态来选择晶状体：最好达到术后双眼屈光状态的平衡，防止屈光参差的发生。

（4）儿童人工晶状体的选择：儿童白内障术后容易产生近视漂移，因此儿童白内障摘除人工晶状体植入术后应当保留适当度数的远视，保留的度数根据患儿年龄而定。

目前也有很多品种的人工晶状体供患者选择。

1. 非球面人工晶状体　是用来矫正人眼球面相差的。角膜和晶状体都会产生球面相差。角膜产生的是正球面像差，晶状体产生负球面像差，两者可以互相抵消。随着年龄的增长，晶状体的混浊晶状体的负球面像差逐渐向正球面像差漂移，而角膜的正球面像差基本维持不变，这样整个眼球呈正球面像差，会导致眼球的对比敏感度下降，眩光增加。非球面人工晶状体植入后，通过晶状体后表面的非球面设计，中和角膜的正球面像差，提高视网膜成像质量，改善功能性视力。

2. 黄色人工晶状体　蓝光通过化学反应损伤视网膜色素上皮细胞，是导致老年黄斑变性的致病因素之一。

人眼晶状体对紫外线和短波可见光（主要是蓝光）具有自然滤过作用。在白内障术后，人工晶状体眼发生老年黄斑变性的危险性增加。

滤蓝光人工晶状体是指在人工晶状体内渗入黄色染料以阻挡蓝光，减少对黄斑的光损伤研究证明，这种人工晶状体能保护体外培养的色素上皮细胞免受蓝光照射的影响。临床观察证实，植入这种人工晶状体和普通人工晶状体对比不会对色觉造成影响，对夜间视力也没有影响。目前缺乏临床证据证实其能减少黄斑变性的产生。

3. 散光型人工晶状体　主要是矫正角膜规则性散光。对于一些散光的患者，如果植入普通晶状体，术后的角膜散光仍然需要佩戴框架眼镜来矫正角膜散光，植入散光型人工晶状体之后，可以同时完成角膜散光的纠正，实现术后更好的脱镜率以及更好的视觉质量。

适应证：规则性角膜散光 ≥ 0.75D，并有远视力脱镜意愿的白内障患者。

禁忌证：角膜不规则散光，如角膜瘢痕、变性、圆锥角膜不宜使用。最主要的并发症是人工晶状体的旋转。研究表明，如果人工晶状体旋转 10° 将损失 1/3 的效果，轴偏斜 20° 损失 2/3 的效果，转动 30° 几乎无矫正散光的作用，甚至会加重术前的散光。因此，术前的检查特别重要，要准确标注散光轴向，术中根据术前确定的轴位确定晶状体散光轴向位置。

4. 可调节人工晶状体、多焦点人工晶状体　人工晶状体植入术后能获得满意的远视力，但是其最大不足是不能像自然晶状体那样调节，无法获得满意的近视力。为了满足患者既能看近又能看远的需要，可调节人工晶状体和多焦人工晶状体应运而生。

（1）可调节人工晶状体设计原理：主要通过模仿自然晶状体眼的调节作用，通过特殊的人工晶状体襻的设计，在晶状体囊袋内产生位移调节，即通过调整光学面前后位置实现调节，实现看近看远。可调节四襻设计：使悬韧带的力量变化通过四个襻均匀传递，从而使光学部前后移动，使近处和远处的物体在视网膜上清晰成像，达到看远和看近的效果。术后调节范围在 0.63 ~ 1.5D。远视力无变化，近视力提高，但是可调节人工晶状体的调节能力有限，术后囊袋的纤维化可能导致其调节能力的减弱，所以只能获得一定程度的调节。

（2）多焦点人工晶状体：普通人工晶状体通常为单焦点。即在晶状体平面上只有一个焦点，我们只能通过选择晶状体的度数来满足患者术后对远近视力的要求。

多焦点人工晶状体分为折射型和衍射型两类，主要通过分散进入眼内的光线达到视近和视远的目的。多焦点人工晶状体会导致患者出现光晕与眩光，对比敏感度的损失。多焦点人工晶状体的植入同时也是视觉系统的再适应。同时视力的发生是因为多焦点人工晶状体在视网膜聚焦形成远近两个图像致使图像融合无法分辨。术前应与患者做好沟通。对于一些敏感性患者、焦虑性患者最好不要植入该晶状体。

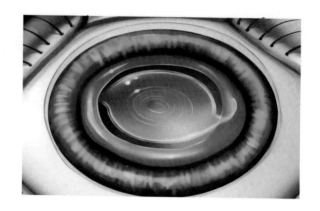

多焦点人工镜头需要主观上抑制副光学面对主光学面的影响，性格具有一定偏差、吹毛求疵的患者本身难以适应，这类人群在术后容易出现对术后效果的不理解，这类患者应避免植入。同时，夜间工作人员因为在黑暗瞳孔散大的环境下工作，容易出现眩光等不良反应，也不建议植入该晶状体。对伴有老年黄斑变性或是其他眼底病变的患者也不建议植入。

区域性多焦点人工晶状体为新型的多焦点人工晶状体，改善了衍射型多焦点晶状体带来的对比敏感度下降等缺点，极少发生眩光，视觉干扰少。缺点是：眼底情况差，角膜散光大的患者不适合用。适用于除儿童以外的白内障人群。

三焦点人工晶状体适用于追求高品质生活的老花眼白内障人群，是一款拥有远、中、近全程视力的高端功能型人工晶状体。植入术后具有较好的视近、视远满意度。优点是：拥有真正的中间视力，减少眩光，不需要依赖瞳孔，即使在昏暗的光线条件下，也很少出现眩光。

随着白内障摘除技术的日益提高以及多种新型功能性人工晶状体应用于临床，患者对术后视觉质量也有了更高的要求。白内障摘除术已经从防盲性手术时代进入到屈光性手术时代。这些功能性人工晶状体的诞生，无疑给白内障手术更加锦上添花，使得患者术后获得更加好的视觉质量，更好的全程视力。

（廖荣丰）

第 九 章

眼 底 病

| 认识飞蚊症 |

（一）什么是飞蚊症

时常门诊中，会听到病人这样子描述，眼前出现了黑点，并且会随着眼球的转动而飞来飞去，好像飞蚊一般。这其实就是人们常说的"飞蚊症"，是眼病中很特别也是相当普遍的一种症状，多见于 40 岁以上的中老年人，高度近视眼、做过白内障手术者以及其他眼病（如眼内发炎或视网膜血管病变）病人也会发生此病。

一般情况下，"飞蚊症"在医学上的疾病正式名称为"玻璃体混浊"。是一种因投入眼睛的光线将浮游在玻璃体的混浊物投影在视网膜上，而在视野（眼睛所能看到的范围）中看到物体漂浮的现象。这些玻璃体浮游物在玻璃体中具有不同大小、形状、浓稠度、折射率和能动性，并且通常都是以透明的形态呈现。这些物体可以是点状、条状、网状，一个或数个一起出现，并在病人的眼睛中漂浮。飞蚊症可长时间存在，不影响视力，经检查也没有发现器质性病变。

（二）发生特点

玻璃体是填充整个眼睛的胶状物质，类似"果冻"的质感。而浮游物则会悬浮于玻璃体中，这些浮游物会跟随眼球的运动而移动。在正常情况下，它们是不会被看见的，因为它们相对于视网膜是被固定在位置上。因为神经适应的关系，大脑关掉了这些稳定图像。然而这种稳定的情况通常会被浮游物所干扰，特别是当这些浮游物一直被看到的时候。这些浮游物会被看见是因为它们并不是固定在眼中的某一部分，会阻碍光线。

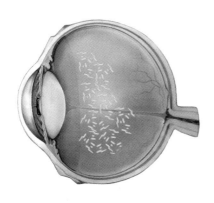
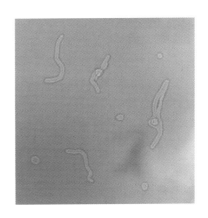

当看空白的表面或者是开放的单色空间时，像是蓝天、白色墙壁，浮游物都会特别的显而易见，很多的浮游物都会有往眼球底部沉下去的趋势，并且会往眼球所移动的方向移动，向上的姿势（往上看或者是仰卧），容易将它们聚集到视网膜中央，也就是注视的中心点；而在结构不明显的或者是均匀昏暗的背景下，浮游物比较少会被看到。

飞蚊症有良性和恶性之分，约80%的飞蚊症属"良性"，为"生理性飞蚊症"，其特点是：如果病人两眼都有飞蚊现象，无法确定是哪一只眼睛有飞蚊，若经过一段时间，这些现象并没有加重或产生变化，飞蚊位置也固定的话，多为生理性飞蚊症。相反的，飞蚊现象若突然发生，而且限于一眼，蚊子飞舞的方向又不定，或并发视力下降、畏光、疼痛、泪水分泌过多、视野缺损等现象，这就属于病理性飞蚊症。

特殊地，眼内出血引起的飞蚊症感觉眼前如烟云移动或墨汁样下流的黑影，个别有红色或橙色漂浮物，检眼镜或裂隙灯下见玻璃体内厚薄不等的片状，絮状，团块出血并可能看到引起出血的视网膜原发病变。玻璃体内的混浊引起的黑影飘动则与眼球转动的方向相反。

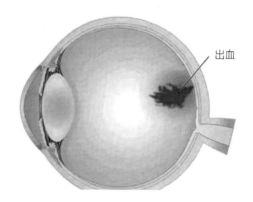

出血

（三）高危群体

飞蚊症病人在各个年龄阶段都有，大致分为以下几类：

1. 60岁以上的老年人，发病率可达60%以上，属于玻璃体正常老化。

2. 年轻人，尤其是高度近视的人群。

3. 白内障手术后或是眼部创伤后。

4. 在一部分病例中，飞蚊症是出生就有的。

另外，像城市白领等电脑族，也是发病的高危群体。

（四）分类

飞蚊症分为生理性飞蚊症和病理性飞蚊症，其中大约有80%属生理性。

1. 生理性飞蚊症　生理性原因往往代表眼睛里面有杂质，一点两点的黑影，在眼前飞来飞去，有时候看得到，有时候看不到。当人很累很疲倦的时候，会觉得蚊子移动的特别明显，而年纪大的人有飞蚊现象时，会较中年人的飞蚊现象感觉更强烈和明显。这类病人大部分在40岁以下，而且看到眼前只有数点。

退化性原因的占75%，它代表眼睛玻璃体退化、玻璃体的萎缩，这个胶状物质由99%

的水和 1% 的固态物质所组成。而固态物质的部分是胶原蛋白和透明质酸所组成的网络，后者可以携带水分子。网络的解聚合作用会使透明质酸释放它所包含的水分子，因而液化胶状物质，这也就是一般所称的玻璃体液化。而后胶原蛋白会崩解成纤维状，成为浮游物来折磨病患，发生玻璃体混浊的情况。通常因这种情况形成的浮游物会有数量较少或者是呈直线状的性质。

2. 病理性飞蚊症 病理性飞蚊症一般由严重眼部疾病引起，其发生约占全部疾病的5%。是由于视网膜、视神经、睫状体等结构发生病变而导致玻璃体变化，可严重影响视力，甚至会造成失明。

病理性飞蚊症一般具备以下特点：有异常闪光，短时间内飞蚊数不断增加或者视线有被遮挡的感觉。病理性飞蚊症是其他眼部疾病的一种表现，一般由严重疾病引起，比如高度近视、眼内出血、炎症、视网膜裂孔形成等，是因玻璃体附近的网膜、视神经、睫状体等构造发生病变而导致玻璃体变化。

常见于以下几类疾病：

（1）视网膜裂孔和视网膜脱离：由于玻璃体后脱离以及其他原因，视网膜上可以出现裂孔，并使液化的玻璃体渗入裂孔，从而导致视网膜脱离。因此，视网膜脱离的初期症状就是眼前"浮游物"数量的急剧增多。关于因视网膜裂孔而伴随着新的飞蚊症并发的概率，刊于美国医学会期刊中的合理临床试验系列的一部分统合分析的研究结果认为是14%。对于这种病理性的飞蚊症，若放任下去将会导致失明。一般情况下，视网膜裂孔的治疗可以采用激光将裂孔的周围凝固（激光凝固法）以防止视网膜脱离，这种疗法可以在门诊治疗；如果已发生视网膜脱离，则必须住院并进行手术治疗。

（2）玻璃体积血：糖尿病、高血压和外伤等可以引起眼底出血，这时，血液一旦进入玻璃体就会突然感到飞蚊症的症状或眼前好像拉开了一张红色幕布的感觉。因出血量和部位不同，可以引起不同程度的视力下降。在这种情况下，如果出血少可以自愈，一般采用止血药和促进血液吸收的药物来治疗。但根据病情的不同，也可使用激光和手术治疗。

（3）葡萄膜炎：葡萄膜中一旦有细菌或病毒进入，眼内就会因变态反应发生炎症，这时，白细胞和渗出物将会从血管进入到玻璃体内，从而产生飞蚊症的症状。炎症加重时，"浮游物"增多，视力下降。一般可采用抗炎的内服药或滴眼药来进行治疗。葡萄膜中一旦有细菌或病毒进入，眼内就会因变态反应发生炎症，这时，白细胞和渗出物将会从血管进入到玻璃体内，从而产生飞蚊症的症状。炎症加重时，"浮游物"增多，视力下降。一般可采用抗炎的内服药或滴眼药来进行治疗。

（4）其他：

1）玻璃体动脉退化：玻璃体动脉是一条在胚胎发育期流经玻璃体的动脉，会在妊娠期末三个月时退化，而玻璃体动脉在退化崩解的过程中有时会释放出细胞物质。

2）药物的不良反应：一个用于治疗单纯疱疹病毒、带状疱疹病毒的药物有可能会引起飞蚊症。

3）其他：弓形虫感染等可能引起带有后葡萄膜炎或者后部玻璃体炎的疾病，这类疾病由于白细胞在玻璃体中堆积可产生较多的浮游物，引起玻璃体混浊，进而导致视力衰退。其他成因还有黄斑水肿和星状玻璃体变性，后者是因为钙会成群附着在胶原蛋白的网络上形成玻璃体混浊，由此构成的物质会因为眼睛的转动而稍微的移动，但随即又会回到它们原本的位置。

4）眼内药物注射引起的感染性或无菌性眼内炎：淋巴瘤、淀粉样变性、内源性眼内炎等系统性疾病也可引起玻璃体混浊，引起飞蚊症。

（五）诊断

1. 临床症状　病人主诉有一个或多个黑点在眼前晃动，有时一闪而过，有时慢慢飘动，有时多个黑点聚集，会随着眼球的转动而移动。形状也可能会发生变化。当看空白的表面或者是开放的单色空间（如蓝天、白色墙壁）时，浮游物都会特别的显而易见，很多的浮游物都会有往眼球底部沉下去的趋势，并且会往眼球所移动的方向移动，向上的姿势（往上看或者是仰卧），容易将它们聚集到视网膜中央，也就是注视的中心点；而在结构不明显的或者是均匀昏暗的背景下，浮游物比较少会被看到。白天天空的亮度会使眼睛的瞳孔收缩，减少孔径，使浮游物更不模糊且更显而易见。

2. 眼科检查　病人眼科就诊，查眼压后予以散瞳，造成飞蚊症的玻璃体混浊点或浮游物一般情况下可以被眼科医师或者是验光师借由检眼镜或裂隙灯观察到。

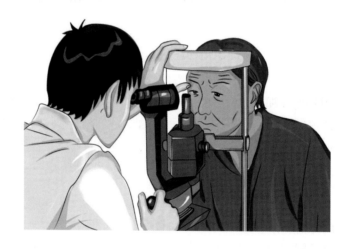

但是若浮游物过于接近视网膜，纵使这些浮游物对于病人而言是很巨大的，但也可能不会被观察者所见。增加背景光源可以有效地缩小瞳孔直径，来使浮游物可以更清晰地呈现出来。此外，也可以借由将头倾斜的方式使飞蚊游向视觉的中心点。

（六）治疗

生理性飞蚊症一般无需特殊治疗，因持续遮挡严重影响工作和生活的飞蚊应及时治疗。病理性飞蚊症是其他眼部疾病的一种表现，一般由严重疾病引起，应以针对原发疾病进行治疗为主。目前，飞蚊症的治疗措施主要有一般治疗、掺钕钇铝石榴石（Nd：YAG）激光玻璃体消融术和玻璃体切割术等。

1. 一般治疗　治疗生理性飞蚊症尚无特效的治疗药物。建议养成良好的生活习惯，并注意用眼卫生。平时多做户外运动，睡眠充足，不熬夜；饮食注意营养均衡，多吃海鲜、粗粮、鱼类食物并补充维生素，促进眼内细胞代谢；保持愉悦积极的生活心态，不要刻意注意飞蚊症症状。

2. Nd：YAG 激光玻璃体消融术　Nd：YAG 激光玻璃体消融术是通过激光汽化作用将玻璃体混浊灶爆破粉碎，消除病人眼前飞蚊症状的一种治疗方法。治疗时使激光集中在玻璃体混浊点，利用激光聚焦于某一点时在该处迅速产生的高能量，将玻璃体混浊的部分做光解汽化，即利用此电磁波将浮游物加以汽化挥发变成气体被眼球吸收。但该项技术治疗的效率并不高，只有约 1/3 的病人缓解症状，存在损伤黄斑及晶状体后囊的风险。

3. 玻璃体切除术　突然间出现大量的飞蚊、大量的闪光、看东西扭曲变形、直线变歪、脸变扭曲等奇怪现象，蚊子飞舞的方向又不定，甚至黑影遮住视野、视力变差、视野缺损等异常，表明玻璃体可能正在急性退化，或视网膜已有裂孔、网脱的危险。上述情况需要针对原发疾病进行治疗，经确诊后需手术治疗。

微创玻璃体切除术是通过手术器械将玻璃体内浮游混浊物直接切除，适合于视觉受到严重干扰的飞蚊症病人。尽管飞蚊症能够被玻璃体切除术治愈，但其侵入性治疗可造成医源性视网膜裂孔、白内障形成等风险。病人应该被给予足够的时间等待症状的自行缓解，观察 4～6 个月后，飞蚊持续存在而且严重影响他们的日常生活时可考虑使用玻璃体切除术清除飞蚊。术前应该使病人完全知晓手术风险，尽量使术后并发症的发生率降至最低。

｜ 玻璃体积血 ｜

玻璃体积血是眼外伤或视网膜血管性疾病造成视力危害的一种常见并发症。一方面，出血不仅使屈光介质混浊，妨碍光线到达视网膜，而且能对眼部组织产生严重破坏作用；另一方面，机体对出血的反应可使血液逐渐清除。在不同的病例，玻璃体积血的后果有很大不同，应根据原发病、玻璃体积血量的多少、出血吸收的情况及眼部反应的表现等，适时给予恰当的临床处理。

（一）玻璃体积血的病因

（1）糖尿病性视网膜病变导致的玻璃体积血占玻璃体积血的 39%～54%，其次为视网膜裂孔和视网膜脱离，占玻璃体积血的 12%～17%。

（2）玻璃体后脱离时，一般出血量较小。

（3）眼外伤睫状体损伤可以导致大量的玻璃体积血。

（4）视网膜血管性疾病伴缺血性改变：视网膜中央静脉或分支静脉阻塞引起的玻璃体积血发生率仅次于糖尿病视网膜病变，此外，还有视网膜静脉周围炎，镰状细胞病和未成熟儿视网膜病变。

（5）视网膜血管瘤。

（6）炎症性疾病伴可能的缺血性改变，如视网膜血管炎、葡萄膜炎。

（7）黄斑部视网膜下出血，出血量大时，可以穿透视网膜进入玻璃体。

（8）其他引起周边视网膜产生新生血管的疾病：家族渗出性玻璃体视网膜病变、视网膜劈裂症和视网膜毛细血管扩张症。

（9）Terson 综合征（蛛网膜下腔出血合并玻璃体积血）。

（二）玻璃体积血的临床表现

玻璃体积血的症状、体征、病程、预后和并发症主要取决于引起出血的原发病和出血量的多少，出血的次数等因素。自发性出血常突然发作，可以是很少量的出血，出血量大时则形成浓密的血块。少量出血时，病人可能不易察觉，或仅有"飞蚊症"；较多的出血发生时，病人发觉眼前暗影飘动，或似有红玻璃片遮挡，反复出血的病人可自觉"冒烟"，视力明显下降。玻璃体积血量少时眼底检查可以看到视盘或部分视网膜；出血量大时整个眼底不能窥见。时间较长的玻璃体积血变为白色混浊。

（三）玻璃体积血的诊断

玻璃体积血可根据病人的症状及眼底检查进行诊断。病人应首先进行双眼眼底检查以寻找病因，眼底不能窥见时应进行超声检查，可排除视网膜脱离和眼内肿瘤。超声检查对玻璃体积血有较大的诊断价值，尤其在眼底不能直接看到时。

（四）玻璃体积血的治疗

1. 出血量少的不需特殊处理，可等待其自行吸收。

2. 怀疑存在视网膜裂孔时，令病人卧床休息，待血下沉后及时给予激光封闭裂孔或视网膜冷冻封闭裂孔。

3. 大量出血者吸收困难，病人如果未合并视网膜脱离和纤维血管膜可以等候3个月，3个月后若玻璃体内血仍不吸收可进行玻璃体切割术。合并视网膜脱离或牵拉性视网膜脱离时，应及时进行玻璃体切割术。

｜视网膜脱离｜

视网膜脱离是视网膜的神经上皮层与色素上皮层的分离。两层之间有一潜在间隙，分离后间隙内所潴留的液体称为视网膜下液。脱离部分的视网膜无法感知光刺激，导致眼部来的图像不完整或全部缺失。

视网膜按发病的机制可分为孔源性、牵拉性和渗出性视网膜脱离三大类。

（一）孔源性视网膜脱离

即裂孔性，是指视网膜原发性裂孔引起的视网膜脱离，视网膜变性和玻璃体牵拉是视网膜裂孔形成的基础。视网膜的周边部和黄斑部血液供应较少，相对容易产生视网膜变性。一旦视网膜裂孔形成，液化的玻璃体会由此进入视网膜下腔，当进入此腔隙的玻璃体超过色素上皮向后转运的能力时，液体就逐渐积聚，最终发生视网膜脱离。

1. 发病机制　孔源性视网膜脱离的发病取决于三个因素，即视网膜裂孔、玻璃体液化及有一足够的拉力使视网膜与色素上皮分开，其中视网膜裂孔是关键。发生视网膜裂孔之间，常有视网膜玻璃体退行性病变，视网膜周边部格子样变性和囊样变性。玻璃体液化、萎缩和收缩引起玻璃体后脱离。视网膜与玻璃体的退行性变与年龄、遗传、近视及外伤有关。

视网膜脱离发生后，感光细胞层的营养代谢受到影响，如不及时复位，视网膜将发生萎缩及变性，视力障碍不可恢复。即使经过手术成功地使视网膜解剖复位，功能仍难以好转。而且，长期视网膜脱离，眼压低及玻璃体混浊，视网膜上下、玻璃体内纤维组织增殖，表现为白色小点，白线条纹甚至膜样形成。久不复位的视网膜脱离，可并发虹膜睫状体炎、瞳孔闭锁、并发性白内障、继发性青光眼，甚至眼球萎缩。这时的手术治疗，孔源性视网膜脱离中约有 90% 的病例能在一次手术后成功地复位。黄斑区脱离 2～3 个月以上的病例，在视网膜解剖复位后，视力恢复往往不能正常，因此视网膜脱离应作为急诊病种。早日诊断早期手术才能使预后转佳，延误时机即使成功的手术，亦不能挽救视力。多数病人发病急，有明显的主诉与眼底表现。急诊医师应想到争取早日使其脱离的视网膜复位。

2. 症状 多数视网膜脱离于几小时内发生，病人忽然觉得视野中出现黑幕状暗影，暗影可随着视网膜脱离发展而扩大。当黄斑受到累及时，中心视力立即下降。发病前，通常先有闪光亮点与黑影飘浮等症状。亦有的病人直到黄斑受累时才自觉。

3. 眼底表现 脱离区的视网膜呈灰色或青灰色隆起，表现呈波浪起伏，当眼球运动时微现震颤。若不及时就医，脱离范围扩大，可延及全视网膜，可遮盖视血，或呈漏斗状外观。仔细检查眼底可发现视网膜裂孔，孔内外颜色呈鲜明对比，孔内色红，孔缘外视网膜色灰，因此孔缘一般易于辨识。裂孔多见于颞上象限，次为颞下，鼻侧少见。锯齿缘部的裂孔多位于颞下或正下方。裂孔亦可发生在黄斑区或尚未脱离的视网膜上。最常见者为圆形和马蹄形裂孔，亦可为不规则裂缝状和半圆形的锯齿缘离断。裂孔大小与数目亦因人而有不同。

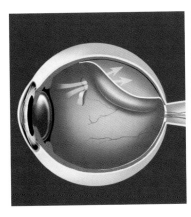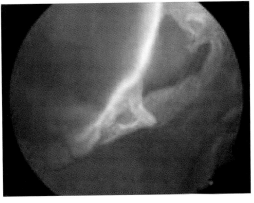

（二）渗出性视网膜脱离

由于炎症引起的脉络膜渗出液或漏出液可透过 Bruch 膜、色素上皮层将神经上皮层与色素上皮层分离，因液体的重力作用，脱离多位于下方，呈半球状隆起，无裂孔。一般为双眼同时发病，且双侧对称。

1. 发病机制 渗出性视网膜脱离多是继发性于其他眼病或全身性疾病。病人一般伴有全身疾病（如妊娠高血压综合征，多发生性骨髓瘤）、眼部肿瘤（如脉络膜黑色素瘤、转移瘤，脉络膜血管瘤，视网膜毛细血管瘤）、眼部的炎性疾病（如小柳 - 原田综合征、后巩膜炎，交感性眼炎）、视网膜色素上皮病变（如特重型中心性浆液性视网膜脉络膜病变）、眼球先天性异常（如视盘小凹、牵牛花综合征、脉络膜缺陷及 Coats 病）、小眼球（如小眼球合并小角膜、浅前房，但是晶状体大，巩膜厚）、葡萄膜渗漏症（如双侧周边脉络膜、睫状体和视网膜脱离，豹纹样视网膜色素上皮改变，巩膜上血管扩张）等。

2. 症状 轻微至严重的视力下降或视野损害。这种类型的视网膜脱离病人无闪光感、飞蚊症、突然出现暗影等典型的裂孔性视网膜脱离前驱症状，一般以玻璃体混浊加重和视力下降等脉络膜炎和视网膜炎表现为主。视网膜下液较混浊，且可随体位改变而移动是其特征表现（当病人改变体位时，视网膜脱离的位置发生改变：坐位时视网膜下积液聚积于下方，使下方视网膜脱离；平卧位时液体聚积于后极部，使黄斑区视网膜脱离）。

3. 眼底表现 眼底变化以原发病为主，附加角膜塑形镜视网膜脱离表现，脱离多位于下方，呈球形隆起，以涡状静脉为分隔，呈半球状光滑的隆起。发展比较缓慢，没有视网膜裂孔，可以出现轻度传入性瞳孔缺陷。

（三）牵拉性视网膜脱离

多见于增殖性玻璃体视网膜病变、糖尿病性视网膜病变、视网膜静脉周围炎、视网膜中央静脉阻塞、眼外伤等引起的玻璃体积血之后，出血变性和炎症反应形成的机化膜或索条，对视网膜强力牵拉，导致视网膜脱离。

1. 发病机制 不少孔源性视网膜脱离也存在着玻璃体牵拉因素，很多情况下，裂孔均由玻璃体牵拉形成。这里所说的牵拉性脱离是指在玻璃体内由宽阔粗大的机化膜或条索与视网膜存在比较广泛粘连，由瘢痕收缩而引起的视网膜脱离。同时，当牵引力集中于一点时，也可撕破该处神经上皮产生裂孔，此时牵拉与裂孔并存，如果仅仅封闭裂孔，无助于视网膜复位，与孔源性视网膜脱离不同。

玻璃体视网膜有明显增殖膜或机化组织，视网膜脱离表面可见增殖膜或机化组织与之粘连。其粘连的范围、大小可影响视网膜脱离的形态和范围；小的局部粘连往往牵拉视网膜呈局部脱离，除粘连处以外脱离的视网膜表面较光滑；广泛粘连多见于玻璃体视网膜前的广泛增殖膜牵拉视网膜，可造成广泛脱离甚至全脱离，常伴有视网膜皱褶。玻璃体视网膜增殖膜为视网膜血管性疾病所引起，增殖膜上常有新生血管生长，并可见不同程度的玻璃体积血、混浊。长期视网膜脱离和反复视网膜脱离手术未复位者视网膜下可见增殖膜生长，增殖膜收缩可牵拉视网膜脱离。

2. 症状 可表现为视力下降和视野缺损，也可以无症状。多继发于下述眼病：增殖性糖尿病性视网膜病变，视网膜静脉周围炎增殖性病变，未成熟儿视网膜病变，永存原始玻璃体增生症，玻璃体内寄生虫，玻璃体内异物，眼球穿通伤，白内障摘出时玻璃体脱出等。

3. 眼底表现 脱离的视网膜表面光滑而向下凹，可见牵拉视网膜的玻璃体膜。如果牵拉形成视网膜裂孔，脱离就会变成凸起的原发性（孔源性）视网膜脱离。视网膜固定，而且脱离很少延伸至锯齿缘。脱离的视网膜呈峰顶状，可见纤维条索牵引（多在脱离最高处），脱离的边缘呈扇形或牙形，一般不高。可以出现轻度传入性瞳孔缺陷。

年龄相关性黄斑变性

年龄相关性黄斑变性俗称老年性黄斑变性（AMD）是由多种因素诱发并与年龄相关的一组黄斑疾病，其患病率随年龄增加，已成为我国老年人群不可逆视力损伤的主要原因。其共同特点就是黄斑部视网膜及其以下的营养结构——视网膜色素上皮（RPE）和脉络膜发生病变，并导致病人视功能障碍和中心视力进行性下降。

（一）发病机制

目前本病的病因尚未确定，可能与遗传、慢性光损害、营养失调、中毒、免疫性疾病等有关，可能为多种因素复合作用的结果。RPE 细胞生理性吞噬视网膜感光细胞外节膜盘后消化，代谢产物不断从 RPE 细胞内排泄并堆积，形成玻璃膜疣。Gass 在 1967 年曾指出 AMD 前期的突出症状就是大量玻璃膜疣的存在。具有以下特征的玻璃膜疣引发 AMD 的危险性较大：①玻璃膜疣数量不断增加；②玻璃膜疣不断融合增大；③玻璃膜疣色素不断增加。

病理上老年性黄斑变性分为三个阶段：第一阶段，黄斑区视网膜损伤局限于 RPE 层；第二阶段，黄斑区视网膜损伤至 RPE 层和视锥、视杆细胞；第三阶段，黄斑区损伤至 RPE 层、光感受器细胞以及其他视网膜神经元（双极细胞、水平细胞等）。选择移植具有分化出神经系细胞能力的干细胞。

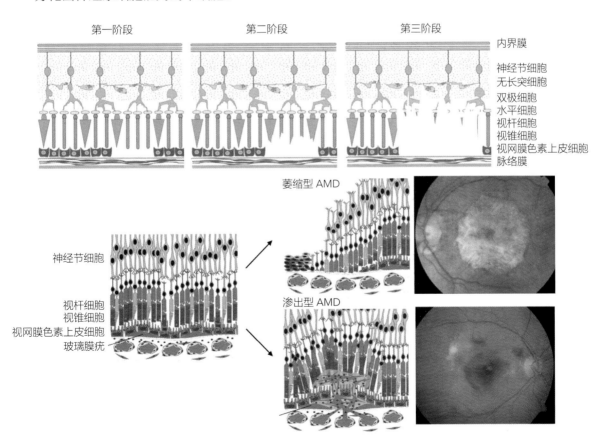

（二）临床表现与治疗

1. 分型 本病分为萎缩型和渗出型。

（1）萎缩型 AMD：又称为干性 AMD，其特点为 RPE 萎缩，导致感光细胞变性，引起中心视力减退。病人多在 45 岁以上，双眼同时发病，视力下降缓慢。疾病早期眼底后极部可见黄白色类圆形的玻璃膜疣，进一步融合色素上皮增生或萎缩，中心凹光反射消失，后极部色素紊乱；进一步出现边界清晰的地图样萎缩。

（2）渗出型 AMD：又称湿性 AMD。其特点为 RPE 下有新生血管膜存在，从而引起一系列渗出、出血、瘢痕改变。病人多在 45 岁以上，双眼先后发病，视力下降较快。

2. 分期

（1）早期 AMD：眼底中心凹两个视盘直径内可以见到 65～125μm 大小的玻璃膜疣，但无 RPE 层异常。病人以观察为主。若无症状，在 6～24 个月后随诊。随诊时行常规成人眼科检查，无需进行眼底照或荧光素眼底血管造影（FFA）。若有新的脉络膜新生血管（CNV）症状，应立即随访，加做眼底照相和 FFA 检查。

（2）中期 AMD：眼底中心凹两个视盘直径内可以看到至少有一个大的玻璃膜疣（直径 ≥ 125μm），以及任何 RPE 异常。病人应补充抗氧化维生素和矿物质。此外，叶黄素、玉米黄素、长链（多聚）不饱和脂肪酸也多有益处，AREDS 推荐的使用量见下表。若无症状，在 6～24 个月后随诊，若有新的 CNV 症状，应立刻随访，行单眼视力测试和 Amsler 表检查，需要时行眼底照相。若有水肿或其他 CNV 的症状和体征，加做 FFA。

AREDS 建议每日补充维生素和矿物质剂量

补充种类	每日剂量
维生素 C	500mg
维生素 E	400IU
胡萝卜素	15mg
氧化铜	2mg
氧化锌	80mg

（3）进展性 AMD：

1）干性进展性 AMD：干性进展期 AMD 的眼底表现为累及黄斑中心凹或至少疑似累及黄斑中心凹的地图样萎缩。若病变累及单眼，则需要补充抗氧化维生素和矿物质，而病变累及双眼则以观察为主。若病变累及双眼且无症状，在 6～24 个月后随诊。随诊时应行常规成人眼科检查，自发荧光、眼底照相，无需行 FFA。

2）湿性进展性 AMD：根据初步检查结果对 AMD 进行分期，如果是湿性 AMD，则需要进行相关特殊检查，如光相干断层扫描（OCT）、FFA 和眼底照相，必要时可以进行吲哚青绿眼底血管造影（ICGA）。根据检查结果，湿性 AMD 从治疗策略上可进一步可分为视网膜色素上皮脱离（RPED）、新生血管性 AMD 和息肉状脉络膜血管病变（PCV）。新生血管性 AMD 又分为几个亚型：经典为主型、微小经典型、隐匿型和视网膜血管瘤样增生（RAP），PCV 也是新生血管性 AMD 的亚型，由于其治疗方法与其余几种亚型不同，所以单独列出。

①新生血管性 AMD：新生血管性 AMD 为 CNV 形成并引起出血和炎性细胞以及富含脂质液体外渗至视网膜间隙下，眼底表现为视网膜水肿、出血，视网膜硬性渗出，视网膜神经上皮或 RPE 浆液性和（或）出血性脱离和视网膜下或 RPE 下纤维血管性增生等。新生血管性 AMD 根据解剖位置，可分为中心凹下型 [病变位于黄斑中心无血管区（FAZ）正下方]、中心凹旁型（病变距离 FAZ 中央 <200μm）和中心凹外型（病变距离 FAZ 中央 ≥ 200μm）。中心凹下和中心凹旁型又根据 FFA 中经典 CNV 的比例分为经典为主型、微小经典型和隐匿型 CNV。

经典型 CNV 意味着新生血管已经突破 RPE 进入视网膜下腔，早期血管造影图像边界清晰的荧光素渗漏病灶。造影中如找不到新生血管病灶特征的证据，但又存在渗漏，则为隐匿型 CNV。

依据 CNV 的位置和类型不同，可以采取针对性更强的治疗手段。

A. 中心凹下或中心凹旁的经典为主型 CNV：该类型 CNV 的一线治疗为玻璃体腔注射抗 VEGF 药物治疗，如果难以坚持定期随诊，可采取二线联合治疗如玻璃体腔注射抗 VEGF 药物治疗联合 PDT。

B. 中心凹下或中心凹旁的微小经典型 CNV：该类型 CNV 的一线治疗为玻璃体腔注射抗 VEGF 药物治疗。

C. 中心凹下或中心凹旁的隐匿型 CNV：如果有证据提示近期疾病进展，一线治疗为抗 VEGF 药物治疗。

D. 中心凹外 CNV：允许使用局部激光光凝或抗 VEGF 药物治疗。

抗 VEGF 药物可根据病变的活动性决定治疗，每一个月随访。随访期内活动性病变持续存在，或出现新的活动性病变则进入再治疗。目前中国批准的抗 VEGF 药物有雷珠单抗，推荐剂量为每次 0.5mg，每一个月 1 次给药；如果不能坚持每一个月注射治疗，也可在初始 3 个月连续给药后每三个月给药 1 次，联合按需给药方案。

E. RAP：RAP 特指隐匿型 CNV 合并黄斑周围视网膜内深层毛细血管的增生发展到视网膜下增生，进一步形成 CNV。Ⅰ期视网膜内新生血管；Ⅱ期视网膜下新生血管，浆液性 PED，视网膜一视网膜血管吻合；Ⅲ期 CNV 形成，血管性 PED，视网膜 - 脉络膜血管吻合口。治疗建议使用玻璃体腔注射抗 VEGF 疗法。

②PCV：PCV 的眼底表现类似新生血管性 AMD，但 ICGA 造影下 PCV 特征性病变是异常的内层脉络膜血管网在视网膜下呈息肉样扩张。其眼底检查显示有浆液性渗出和出血，以及多发性和反复发生的 RPE 和神经上皮脱离，息肉部位可显示为视网膜下橘红色结节状病灶，可发生自发性大量视网膜下出血。目前仍把 PCV 作为新生血管性 AMD 的亚型。

非活动性病灶，要定期观察；对伴或不伴有症状的活动性病灶则要采取治疗。位于中心凹外的病变采用直接激光光凝治疗。位于中心凹下或旁的病变根据情况选用单独 PDT 治疗、单独抗 VEGF 药物治疗或联合治疗。单独 PDT 治疗适用于单纯的息肉样病灶；如 PDT 禁忌或无法实现，可采用抗 VEGF 药物单独治疗。联合治疗适用于分支血管网和息肉均有渗漏者、与 PED 相关的大量视网膜下渗液者、ICGA 表现介于 PCV 和 CNV 之间者，以及 PCV 和典型 CNV 混合病变者。

（4）晚期 AMD（瘢痕期）：晚期 AMD 眼底表现为盘状瘢痕。此期以观察和低视力康复为主，帮助视力残疾病人适应生活，提高生存质量。

3. 抗 VEGF 药物玻璃体腔注射、随访、再治疗及并发症处理 手术后向病人介绍眼内炎症状，嘱病人一旦出现这些症状，随时复诊并给予治疗。常分别于手术后 1、4 天及 4 周时复诊，之后按月随访。若有眼内炎症状，应立刻复诊，行玻璃体腔注射抗生素或玻璃体切割手术。若无眼内炎症状，第一年每一个月随访 1 次，之后的随访由经治医师根据临床检查结果决定。随诊内容包括病史、最佳矫正视力、裂隙灯显微镜和 OCT 检查；出现不能解释的显著视力下降时，由医师决定是否加做 FFA。除上述检查外，经治医师还需检查单眼近视力、阅读和 Amsler 表。

先行每一个月 1 次连续 3 个月的初始抗 VEGF 治疗，再次治疗的方法依据每一个月随访临床结果按需选择。再次治疗见于下列情况：①活动性病变有改善但仍持续存在；②病变改善但又重新出现活动性病灶（活动性病灶是指 FFA 检查有新的 CNV 病灶、新的黄斑出血、OCT 显示视网膜内或下有积液、视网膜增厚、与病灶相关的视力下降、PED 范围增大）；③对于浆液性 PED 治疗前后无变化的可以考虑暂时终止治疗；④无应答的病变可以考虑其他治疗。

抗 VEGF 治疗的并发症基本可以分为 2 类，即注射相关并发症与药物相关并发症。注射相关并发症包括眼内炎、玻璃体积血、孔源性视网膜脱离、晶状体损伤、葡萄膜炎、牵拉性视网膜脱离。这些并发症与所注射的药物关系不大，其发生率在不同的研究差别也很大，总体均不高，处于散发状态。药物相关引起的并发症包括葡萄膜炎、高眼压、高血压、心肌梗死、卒中等。

4. PDT 随访、再治疗及并发症 一般每三个月复诊 1 次直至病情稳定，观察单眼近视力变化（阅读或 Amsler 表），检查 FFA 和 / 或 OCT。如果前次 PDTA 治疗后 3 个月，FFA 显示 CNV 病灶存在渗漏，可以考虑再次 PDT 治疗。如果前次 PDT 后病人主诉视力下降，并且 FFA 显示与最后一次治疗前相比 CNV 病灶扩大，则可以考虑提前 PDT 再治疗。

行 PDT 的病人会有 1%～4% 在治疗 1 周内发生严重的视力丧失，这种视力丧失可能是永久性的；1%～10% 的病人注射部位出现药物外渗；1%～2% 的病人在注药时出现特异性背痛；少于 3% 的病人可因直接阳光照射出现光敏感反应。患有卟啉症或已知对维替泊芬过敏或敏感者，禁忌使用维替泊芬。因为没有对肝功能不全、妊娠、哺乳或儿童病人使用此药物的研究，所以对这些人用药要慎重。

5. 局部激光光凝随访、再治疗及并发症 一般在 2～4 周后复诊，行 OCT 或 FFA 检查；4～6 周后再复诊；之后根据临床和 FFA 检查结果决定复诊周期。随访时除常规眼科检查外，观察单眼近视力变化（阅读和 Amsler 表）。符合以下任意一项者需要再次行激光光凝治疗：① FFA 在原始瘢痕边界上、边界内或新的独立区域发现新的渗漏，预示又有新生血管；②这些"可治疗"的新生血管离 FAZ 至少 200μm 以上；③ FAZ 中心未曾有新生血管或激光光凝治疗。

行直接激光光凝治疗后，病人可出现严重的视力下降，且可能是永久性的。病人还可能发生视网膜下出血或玻璃体积血、RPE 撕裂或在治疗黄斑中心凹旁新生血管时击中黄斑中心凹，以及发生暗点或（以前已经存在的伴或不伴有视力下降的）暗点扩大，这些都是直接激光光凝治疗后，CNV 复发或持续存在，或出现新的 CNV 以及视力进一步下降，通常都是疾病进展的结果。治疗前必须向病人及家属强调这些情况。

黄斑疾病

（一）何为黄斑

黄斑位于视网膜的中心，是视网膜最敏感的感光组织。黄斑区含有多层结构：由外到内分别为：Bruch 膜、视网膜色素上皮（RPE）和光感受器细胞。光感受器细胞感受光线刺激后，能立即将光或图像转换成电冲动，然后将这些冲动或神经信号传递到大脑，形成视觉。

RPE 是一层位于光感受器细胞下方的色素上皮，对于主要产生视觉的光感受器细胞具有重要的保护作用。RPE 结构与功能的丧失可导致光感受器细胞死亡，最终导致视力的丧失。

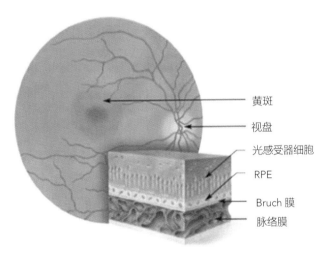

黄斑区的结构，由外到内分别为：Bruch 膜、视网膜色素上皮（RPE）和光感受器细胞层

（二）什么是黄斑病变

黄斑病变是一系列累及黄斑区——视网膜中央部主要产生视力的区域的病变，因此黄斑病变的最大危害是视力的下降和逐步丧失，这也是需要我们提高警惕的。黄斑病变可由遗传性病变、老年性改变、炎症性病变所引起，也可受其他眼底病变的累及。常见的黄斑病有几种：中心性浆液性脉络膜视网膜病变、年龄相关性黄斑变性、黄斑囊样水肿、黄斑和色素上皮营养不良、黄斑裂孔和黄斑前膜等。

（三）如何发现黄斑病变
1. 症状
（1）视力下降：视野中央有盲点、阴影遮挡。病人首次发现视力下降时多为在家或开车时视物呈百叶窗样改变。

（2）视物变形：网格的直线在年龄相关性黄斑变性病人眼中变成波浪形或者网格中央

呈空白。

（3）对比敏感度降低。

2. 眼科检查

（1）视力检查。

（2）散瞳眼底检查：滴散瞳眼药散大瞳孔，眼科医生使用一种特殊的放大镜来观察您的视网膜和视神经以寻找年龄相关性黄斑变性和其他眼病的体征。检查后，数个小时内您会因瞳孔散大而视近物模糊，这是正常现象。

（3）Amsler 方格表：方格表看起来像一个棋盘。遮一个眼，另一眼盯住方格表中心的黑点。当盯住黑点时，您可注意到表格中的直线呈现波纹状或者感觉一些直线消失了。

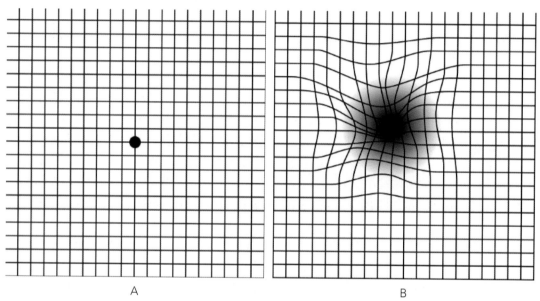

A. 正常人所见 Amsler 方格表；B. 年龄相关性黄斑变性病人所见，表格中的直线呈现波纹状，甚至消失

（4）光素眼底血管造影（FFA）：FFA 检查是将荧光素染料注入血管，拍摄荧光素流经视网膜血管及脉络膜血管的照片，可以便于发现玻璃膜疣自发荧光、色素沉着的遮蔽荧光、血管的渗漏、出血的情况。①操作步骤：首先散瞳，注射荧光素前观察眼底情况。肘静脉快速注射荧光素，荧光眼底照相机立即连续拍照；②注意事项：有心血管及肝肾疾病史，变态反应、药物过敏史及怀孕的病人需提前告知医生；警惕不良反应的发生（包括：恶心、呕吐、荨麻疹、低血压、皮肤暂时性黄染等）；散瞳药可致病人 12 小时内视物模糊，可自行恢复；药物 24～48 小时后经小便排出，药物呈橘黄色，因而小便可变橘黄色。

（5）光学相干断层扫描（OCT）：OCT 可断层扫描视网膜结构，寻找视网膜下的玻璃膜疣、色素改变、新生血管等与年龄相关性黄斑变性的病理改变。病人头部置于 OCT 仪器台上，眼睛紧盯仪器内部的亮点，避免眨眼。

（四）几种常见黄斑病变

1. 年龄相关性黄斑病变　是最常见的一类黄斑病变，为 50 岁以上人群视力丧失的主要原因之一（详见年龄相关性黄斑病变章节）。此章节介绍几种较常见的病变类型。

2. 中心性浆液性脉络膜视网膜病变　中心性浆液性脉络膜视网膜病变（简称中浆）是指由于黄斑区 RPE 功能受损，浆液渗漏、无法吸收而囤积于视网膜层，导致视网膜的损害。中浆通常伴随高血压、循环糖皮质激素升高（应激）和怀孕等情况发生。中浆病人中 A 型行为特征者比较常见，发病前常伴有应激情况发生，如精神紧张、过度劳累等。

（1）临床表现：病人通常为青壮年男性，常表现为急性视力下降，视物变形、变小，伴色觉改变，中心或旁中心暗点，对比敏感度降低，由于黄斑区浆液性脱离可导致病人远视性屈光改变等。眼底检查发现黄斑部或其附近有一个（偶有 2～3 个）圆形或横椭圆形、境界清楚的神经上皮层浅脱离区。脱离区色泽较暗，微微隆起。

（2）治疗：中浆通常为自限性疾病，无需临床干预，多数病例中心视力可在 3 个月内恢复，变视、小视、景色变暗等症状则需 6 个月左右才逐渐消失。

对于一些迁延不愈的病例，临床上有以下措施：①激光光凝治疗：用激光的热效应造成视网膜脉络膜光凝固效应，光凝渗漏点是本病首选疗法。光凝后约一周左右，神经上皮层浆液性脱离开始消退，2～3 周内完全消失。但本病是一种自限性疾病，有自愈倾向，激光治疗又是一种创伤性的手段，因此适应证需要严格管控。②光动力学疗法：持续 6 个月以上、无明确渗漏点的慢性 CSC 可以采用 PDT 治疗，即注射一种名为维替泊芬的药到病人的手臂的静脉血管中，药物随血流循环到全身各处，靶向黏附于渗漏点，然后通过一种特殊的激光束照入眼睛，这种光能激活药物，被激活的药物释放能量，破坏病变组织而对于周围健康组织的破坏较小。③抗 VEGF 药物：玻璃体腔注射抗 VEGF 药物可以抑制新生血管生成，减轻渗漏。④药物治疗：如维生素 C、E，路丁，安络血等减少毛细血管通透性药，可以试用。

3. 黄斑前膜　视网膜内面的细胞增生并在黄斑区形成血管性纤维增生膜称为黄斑前膜。黄斑前膜可发生于孔源性视网膜脱离及其复位手术（如光凝、冷凝、电凝、术中或术后出血、术后葡萄膜炎症反应）、炎症、视网膜血管阻塞、糖尿病视网膜病变、眼外伤等。

（1）症状和体征：病人大多为中老年，常见症状有视力下降、视物变小、视物变形和单眼复视。视功能受影响的原因包括以下几个方面：①黄斑前膜遮挡中心凹；②黄斑区视网膜受到牵引而变形；③黄斑部水肿；④由于黄斑前膜的牵引导致局部视网膜缺血。主要检查方法：OCT。

（2）治疗：手术适应证及手术时机：黄斑前膜的手术治疗并无统一标准。手术与否取决于病人症状、视力下降程度、视力要求、是否伴随眼部其他疾病、年龄以及对侧眼情况等。

4. 黄斑裂孔　黄斑裂孔是指黄斑部视网膜内界膜至感光细胞层的组织缺损。除了特发性黄斑裂孔外，高度近视、眼外伤、囊样黄斑水肿、黄斑前膜等均可引起黄斑裂孔的发生。

（1）症状体征：常见症状为中心视力严重损害，视力一般为 0.02～0.5。病人常主诉视物模糊、变形，并有中心暗点。眼底检查示，Ⅰ期仅黄斑中心凹脱离，中心凹反光消失；Ⅱ期黄斑部全层裂孔，呈中心或偏中心，常伴有盖膜；Ⅲ期裂孔进一步扩大（直径 >400μm），视力进一步下降；Ⅳ期黄斑裂孔合并完全玻璃体后脱离。OCT 检查是诊断黄斑裂孔的主要检查手段。

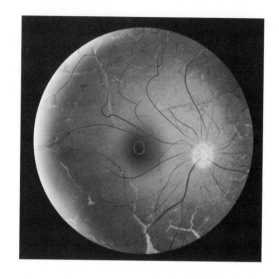

（2）治疗：Ⅰ期黄斑裂孔主要保守治疗，Ⅱ、Ⅲ、Ⅳ期的黄斑裂孔的治疗主要是微创玻璃体切割术，必要时需联合黄斑前膜／内界膜的剥除。手术旨在解除牵引，促进裂孔的愈合。

5. 黄斑水肿 黄斑水肿是指黄斑区发生炎性反应、液体渗入，形成水肿，是视网膜中央静脉阻塞、糖尿病视网膜病变、中心性浆液性脉络膜视网膜病变、葡萄膜炎等多种眼病的眼部表现。

（1）症状体征：常见症状有视物模糊、变形，颜色减退或改变。眼底检查示中心凹反光不规则和模糊，中心凹区增厚合并或不合并视网膜内囊肿。FFA 对早期黄斑囊样水肿的诊断最有价值。

（2）治疗：激光治疗、PDT 治疗和抗 VEGF 药物注射。治疗的共同目的是封闭新生血管，减轻渗漏。

│糖尿病视网膜病变│

（一）什么是糖尿病视网膜病变

糖尿病视网膜病变（diabetic retinopathy，DR）是糖尿病的严重并发症之一，是 50 岁以上人群主要致盲眼病之一，主要累及视网膜血管，从而引起一系列病变。

早期患者病人一般无眼部自觉症状，随着病情发展，可有不同表现，如有眼前闪光感，自觉眼前有黑影飘动，不同程度的视力减退或视物变形等，最终可致视力严重丧失。临床上根据是否出现视网膜新生血管，将糖尿病性视网膜病变分为非增殖性糖尿病性视网膜病变（或称单纯型或背景型）和增殖性糖尿病性视网膜病变。

糖尿病性视网膜病变的发生主要与糖尿病病程及其严重程度有关，有研究表明，糖尿病患者病人视网膜病变的患病率一般为 21% ~ 36%，糖尿病病程在 20 年以上者，几乎所有胰岛素依赖型和60%非胰岛素依赖型糖尿病患者病人均有不同程度的糖尿病性视网膜病变。

（二）糖尿病视网膜病变的发病过程

糖尿病病人体内胰岛素激素及细胞代谢异常，造成血液黏度增高，血流减慢和组织供氧减少，视网膜毛细血管微血管瘤形成，血管扩张，管壁渗漏造成视网膜水肿，渗出，出血，进而发生毛细血管和小动脉闭塞，视网膜缺血，视网膜新生血管生长，新生血管引起视网膜和玻璃体大量出血，随着纤维组织增殖，形成增殖性玻璃体视网膜病变，进而发生牵引性视网膜脱离。视网膜水肿可引起光散射而使病人有眼前闪光感，黄斑水肿，缺血或渗出累及中心凹，可引起不同程度的视力减退或视物变形等，视网膜小动脉破裂，少量出血入玻璃体，可使病人自觉眼前有黑影飘动，牵引性视网膜脱离可致视力严重丧失。

目前，公认的致病因素是血糖水平的增高，病人糖尿病的病程及控制程度与糖尿病视网膜病变密切相关，其他危险因素还有高血压、高血脂、肥胖、糖尿病肾病、妊娠、缺乏微量元素等。遗传因素也有一定的作用。

（三）如何发现糖尿病视网膜病变

1. 病史 有无多饮、多食、多尿及消瘦等典型的糖尿病表现，患糖尿病的病程以及平时血糖控制情况，病程长血糖控制差者，其糖尿病性视网膜病变的发病率高，程度重。血糖及尿糖检查是了解糖尿病控制程度的重要依据。

2. 眼部主观症状

（1）眼前闪光感。

（2）眼前黑影飘动。

（3）视力减退：视物模糊，视力下降。

（4）视物变形：病变累及黄斑可出现网格的直线变成波浪形，病人可能由于在家或开车时视物呈百叶窗样改变而就诊。

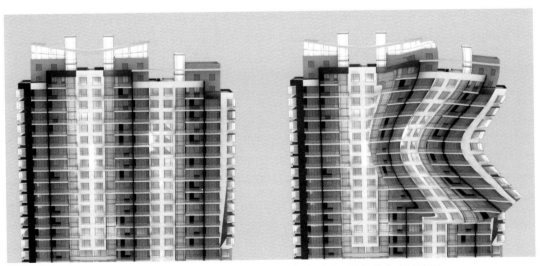

左图为正常人所见；右图为黄斑病变病人所见，网格状变成波浪形

3. 相关实验室检查

（1）血糖检查：定期测定血糖水平监控糖尿病病情发展。

（2）血脂检查：保持胆固醇、血脂水平正常。

（3）肾功能检查：及时发现糖尿病肾病并发症。

4. 眼科检查 早期糖尿病性视网膜病变通常无明显症状，需要通过一些检查才能发现。

（1）视力检查：使用 ETDRS 视力表记分。该视力表为对数视力表，共 14 行，每行 5 个字母，检查距离 4m，从最大的字母第一行逐字识别，识别 1 字为 1 分。全部识别为满分 100 分，相当于视力 2.0。如果正确读出 ≥ 20 个字母（≥ 0.2 视力时），记分时在读出的字母个数 +30 分；当视力 < 0.2 时，在 1m 处检查。记分为 4m 时正确读出的字母数 + 在 1m 处正确读出的字母数。如在 1m 处不能正确读出字母，则记录：光感或无光感。

（2）散瞳眼底检查：滴散瞳眼药水散大瞳孔，眼科医生使用一种特殊的放大镜来观察您的视网膜和视神经，以寻找糖尿病性视网膜病变和其他眼病的体征。检查后，数小时内病人会因瞳孔散大而视近物模糊，这是正常现象。

（3）彩色眼底照相：散瞳后眼科医生用特殊的照相机来拍摄视网膜的情况，眼底照相可以在计算机上进行图像储存、放大，准确清晰地显示微血管瘤、出血、渗出、新生血管的分布特点。

（4）眼底荧光造影（FFA）：先散瞳观察眼底情况，然后将荧光素造影剂从肘静脉快速注入人体，用特定的滤光片的眼底照相机拍摄眼底血管及其灌注的过程，主要反映视网膜血管的情况，其阳性体征发现率较检眼镜检查发现率高，是早期诊断、选择治疗方案、评价疗效和判断预后的可靠依据。有心血管及肝肾疾病史，变态反应、药物过敏史及怀孕的病人需提前告知医生。可能会有恶心、呕吐、荨麻疹、低血压、皮肤暂时性黄染等不良反应，12 小时内病人可视物模糊，药物 24 ~ 48 小时后经小便排出，因而小便可变橘黄色。

（5）光学相干断层扫描（OCT）：是一种类似 B 超的非侵入性的新的图像诊断技术，病人头部置于 OCT 仪器台上，眼睛紧盯仪器内部的亮点，避免眨眼。OCT 能精确地测量视网膜的厚度，显示水肿、新生血管等与糖尿病视网膜病变相关的病理改变。

（6）视觉诱发电位（VEP）：病人在暗室中取坐位，受试眼固定注视屏幕中心小方格，采用棋盘格翻转全幕单眼刺激的方法，分别测试左、右眼，电极分别置于枕部、头皮、耳垂、前额，专门仪器记录。主要反映视觉刺激作用于视网膜，经视神经等产生电位向中枢传导的功能。糖尿病视网膜病变病人在疾病早期即有神经损害，VEP 能在 DR 早期眼底尚未出现病变之前了解视神经的变化，通过视神经病变的角度提示 DR，作为 DR 早期的一种辅助诊断手段。

（7）视网膜电图（ERG）：在被检查者头部（额头、外眦和角膜）贴上电极，再让被检查者看闪光或黑白棋盘方格翻转等形式，用电极记录视网膜电活动，以此来分析视网膜功能。ERG 是一种无创、安全的检查，能客观而敏感地反映视网膜内层血循环状态。

（8）共焦扫描激光多普勒视网膜血液仪（HRF）：是一种非侵入性的血液测量技术，联合视觉电生理视网膜电图震荡电位检测可作为 DR 早期诊断的敏感指标，能较早、准确地反映视网膜微循环功能的变化。

（四）糖尿病视网膜病变的分型与分期

1. 非增殖型（单纯型）

Ⅰ期：有微动脉瘤或并有小出血点。

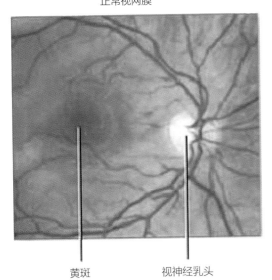
正常视网膜

黄斑　　　　视神经乳头

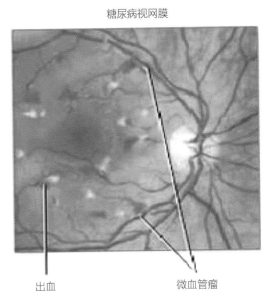
糖尿病视网膜

出血　　　　微血管瘤

左图为正常视网膜；右图为 DR 病人视网膜，可见出血点和微血管瘤

Ⅱ期：有黄白色"硬性渗出"或并有出血斑。

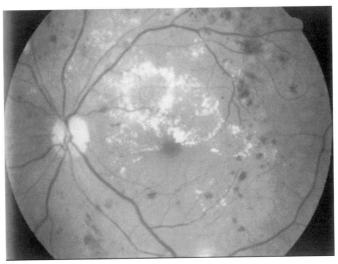

DR 病人眼底后极部照相

视网膜有黄白色硬性渗出，散在微动脉瘤、出血斑

Ⅲ期：有白色"软性渗出"或并有出血斑。

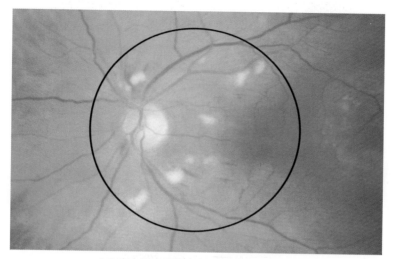

DR 病人眼底后极部视网膜有软性渗出

2. 增殖型

Ⅳ期：眼底有新生血管或并有玻璃体积血。

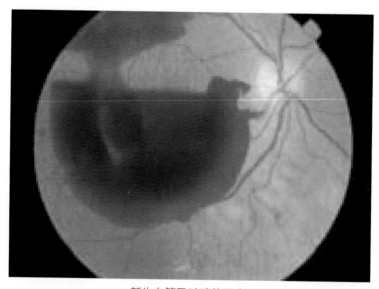

新生血管及玻璃体积血

Ⅴ期：眼底有新生血管和纤维增生。

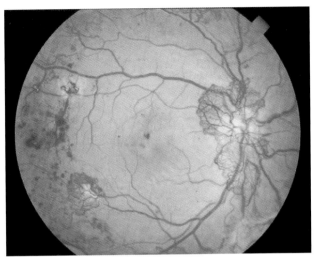

显示眼底新生血管和纤维增生

Ⅵ期：眼底有新生血管和纤维增生，并发牵拉性视网膜脱离。

3. 其他分期方法

（1）非增生期：其特征为视网膜水肿，有出血，硬性渗出和微血管瘤形成，毛细血管渗透性增强和局部毛细血管闭塞。

（2）增生前期：其特征为眼底有棉絮状斑、出血、广泛微血管异常、静脉呈串珠状、广泛毛细血管闭塞。约有 50% 的病人进入增生期。

（3）增生期：视网膜广泛出血，渗出，产生新生血管和纤维增生，并可收缩牵拉视网膜脱离。

（五）如何治疗糖尿病性视网膜病变

1. 内科治疗

（1）控制血糖：糖尿病性视网膜病变的根本治疗是治疗糖尿病，使血糖不超过 14mmol/L（250mg/100ml），但血糖水平低于 8.3mmol/L（150mg/100ml）或更低将更有益。当然，能将血糖始终控制在正常范围内无疑是最好的。HbAC1 是一个适于评价血糖水平长期状况的一个合适指标，正常值为 < 6%。有人称若病人的 HbA1c 从开始就一直控制得很好，（HbAC1 一般在 7% 左右（正常 <6%），从不超过 8%），则很少出现糖尿病性视网膜病变。控制糖尿病的方法除合理应用胰岛素等药物治疗外，控制饮食、加强锻炼等也是十分重要的。

（2）降低血脂：对于血脂偏高和视网膜黄斑区及其周围有环形硬性渗出的糖尿病患者病人，应摄取低脂饮食，并应用肝素、氯贝丁酯等降血脂药物：如，将肝素、氯贝丁酯等有助于 DR 的治疗。

（3）控制血压：血压升高可加重糖尿病性视网膜病变，当高血压得到控制时，荧光渗漏显著减轻，故控制血压可能有助于减缓 DR 的病程。

（4）改善循环：可适当使用活血化瘀及改善微循环的中西药，如羟苯磺酸钙导升明，阿司匹林等。

2. 眼科治疗

（1）激光治疗：激光治疗被认为是治疗糖尿病性视网膜病变的有效方法之一。它利用高能量的光束直接对准视网膜烧灼，破坏一些局部缺血的视网膜而导致新生血管退化并阻止它们再生，还能通过破坏一些高代谢的感光细胞，有利于氧从脉络膜毛细血管正常地弥散，持续进入视网膜内层，改善缺血视网膜的供氧状况，减少黄斑水肿。激光治疗目的主要是阻止病情发展，防止失明，但无法恢复已丧失的视力。

增殖型 DR 可用全视网膜光凝术，非增生型的有临床意义的黄斑水肿行局部光凝术或格栅样光凝术，当增生型 DR 和黄斑水肿同时存在时，先行局部或格栅样光凝术，再行全视网膜光凝术，因为全视网膜光凝术会加重黄斑水肿，引起视力下降。

光凝激光治疗前需有完整清晰的眼底照相和眼底荧光血管造影资料，详细了解病情和病变位置。激光治疗可在眼科门诊进行，无需住院，激光治疗后一至两天内视力会小幅度降低，光凝术后应做作定期随诊和复查，了解疗效。若有新的病变出现，可考虑追加光凝治疗。

（2）冷凝治疗：眼科医生在眼球锯齿缘与血管弓之间做结膜或巩膜表面环状冷凝。冷凝主要用于有屈光间质混浊或有视网膜周边部病变的不适合做光凝激光治疗的病人，或作为光凝治疗的补充疗法，如病人有屈光间质混浊或视网膜周边部病变光凝无法治疗。

（3）手术治疗：玻璃体积血不能吸收者可行玻璃体切除术，视网膜脱离者行玻璃体切除加巩膜环扎术。一般认为，广泛玻璃体积血 3 个月以上不能自发吸收者需行玻璃体切割术。对于无玻璃体积血但已有严重的增殖性病变或涉及黄斑区的视网膜脱离，也可行玻璃体切割术，目的是解除牵扯，恢复屈光介质透明性，眼内电凝或光凝可破坏视网膜新生血管，硅油、重水、气体等眼内注填充物可将脱离的视网膜复位。术后可能因新生血管性青光眼、白内障、牵拉性视网膜脱离、黄斑瘢痕等引起视力下降。

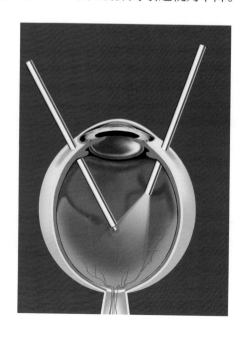

（六）糖尿病性视网膜病变的预防措施

1. 定期检查血糖　糖尿病视网膜病变发生在糖尿病的基础上，且与糖尿病病程及血糖控制水平密切相关，因此定期检查血糖，及时发现糖尿病，控制好血糖很有必要。

2. 健康的生活习惯　饮食中应包括较高比例的碳水化合物和纤维，足量的维生素和矿物质，少量的蛋白质和脂肪。控制好血糖、血压、血脂、体重，加强锻炼。

维生素 B$_1$、维生素 B$_{12}$ 可缓解神经系统症状，维生素 C 可预防微血管病变。锌的供给不足可以使胰岛素分泌减少，饮食中锌最好的来源是肉类、海产品和家禽。最好适当多吃些薏苡仁、麸子、南瓜、赤豆，蔬菜如芹菜、卷心菜、韭菜、小白菜、菠菜、冬瓜和番茄等。含蛋白质多的食物，如黄豆、鸡蛋、瘦肉等亦较适宜。洋葱、黄鳝、甲鱼等能帮助机体细胞更好地利用葡萄糖，有降血糖作用，故可常食。忌食肥甘、辛辣、甘甜之物，如蒜苗、辣椒、姜、胡椒、油炸食品，忌食甘甜之物，如白糖、红糖、冰糖、甜点心、甜饮料等一切含糖之品，水果、薯芋类等物亦应控制摄入其用量。

3. 糖尿病病人定期行眼底检查　如果病人已有糖尿病，请每 1～2 年检查一次眼底，发现糖尿病性视网膜病变后，每 6～12 个月进行一次眼科检查，及早发现、及早治疗，避免视力的进一步丧失。

（七）病人注意事项

糖尿病视网膜病变早期诊治预后良好，一旦合并症发生如出血性青光眼、玻璃体积血、黄斑病变及视网膜脱离等，预后不佳。

糖尿病病人保护眼睛要做到尽量保持血糖正常或接近正常，尽量将控制血压控制在正常范围，积极治疗高脂血症，出现视力改变时应尽快到医院就诊。定期到医院检查眼睛。糖尿病视网膜病变早期诊治则预后良好。如果已有糖尿病性视网膜病变情况，应避免参加剧烈活动及潜水等活动。一旦出现出血性青光眼、玻璃体积血、黄斑病变及视网膜脱离等合并症，预后不佳。

｜视网膜血管阻塞｜

视网膜是具有双重血供的，包括视网膜中央血管系统和睫状血管系统。其中，视网膜内五层的营养主要由视网膜中央动脉供应，外五层的营养来自于脉络膜的血供。视网膜的代谢产物则通过与视网膜中央动脉伴行的视网膜中央静脉及涡静脉系统传递，并最终汇入眼静脉。

视网膜血管阻塞多为动脉痉挛引起，但也可由栓塞（如心内膜炎、心脏手术形成的栓子）或血栓形成（如动脉内膜炎或静脉内膜炎）所致。由于视网膜中央动脉、静脉属末梢血管，无侧支联系，一旦发生阻塞，必将使供血区的视网膜缺血缺氧、水肿、变性、坏死甚至萎缩，从而使视力遭到严重破坏。

（一）视网膜动脉阻塞

1. 病因

（1）动脉壁的改变与血栓形成：以下类型的病人需当心此病的发生，防患于未然。

①老年病人，尤其是常伴有高血压引起的动脉硬化、动脉粥样硬化、糖尿病、心血管等全身疾病的老年病人，视网膜动脉阻塞多发生于睡眠、静坐等血压较低，血流缓慢的时候；②有偏头痛、血黏度增高、血液病、口服避孕药和外伤等诱因的青年病人；③血管炎症与眼外炎性病变的病人，炎症不仅会使血管壁细胞浸润、肿胀、阻塞管腔，炎症、感染或毒素还可刺激血管痉挛、收缩和阻塞。

（2）血管痉挛：为视网膜动脉阻塞的常见原因，痉挛多为暂时性，发作频度无规律，发作时间长短也不同。病人常出现一过性的眼前发黑，常为发病先兆。见于高血压、动脉硬化、心脑血管疾病及其他伴有血管舒缩功能障碍的疾病，如手足麻木和温度感觉异常、偏头痛、肢端动脉痉挛、风湿性二尖瓣狭窄、红细胞增多症青年病人。可因多种因素诱发：①身体受机械或药物刺激可产生反射性血管痉挛，如阴道灌洗、副鼻窦冲洗、鼻甲注射、拔牙时注射利多卡因及肾上腺素；②毒素：内源毒素如流感、疟疾；外源毒素如烟、醇、奎宁、铅、避孕药等；③血管栓子、血栓、颈动脉药物灌注，脑血管造影时使用的造影剂均可引起血管痉挛，甚至阻塞。

（3）栓塞：栓子以来自颈动脉粥样硬化斑脱落的软性栓子最为常见，进入视网膜中央动脉的栓子，因巩膜筛板处管径较窄，多停滞在此处。有时栓子随血流移至视网膜小分支，视力可有部分恢复。

（4）血管受压：眶内压增高或眼压增高均可使血管受压或受刺激痉挛和阻塞。常见情况包括：①球后肿瘤压迫、外伤后出血、外伤后眼球筛窦内脱位；②青光眼病人眼压居高不下；③眶内肿瘤摘除术后，视网膜脱离病人行巩膜环扎联合玻璃体内注气术或术中过度电凝，巩膜加固术。

（5）其他：尚有报道霍奇金病、弓形体病、眶周肿瘤放射治疗后眼损伤也可诱发阻塞。

2. 分型

（1）视网膜中央动脉阻塞：如果病人突然发现在眼睛没有疼痛的情况下视力突然急剧下降，只能看见眼前有手晃动的影子或者只能感觉到眼前有光，那么就要当心了，可能就是发生了视网膜中央动脉阻塞，阻塞部位在筛板附近或筛板以上的部位。还有部分病人突然出现单眼眼前一过性发黑，数分钟后视力恢复正常，这是视网膜中央动脉阻塞的先兆症状，反复发生后视力不能恢复，瞳孔散大，直接对光反射消失。

视网膜中央动脉阻塞的眼底表现随时间不断变化。血管阻塞10分钟左右，神经节细胞的混浊肿胀，视网膜呈缺血性苍白、混浊、水肿；2～3小时后更加明显，黄斑呈樱桃红色；发病2小时后，视网膜动脉狭细更为显著；大约2周后，视网膜水肿消退；发病4周后出现视神经萎缩，动脉狭细呈白线状，且走行变直。此时病人视野缩小呈管状或颞侧仅留一小片视野。

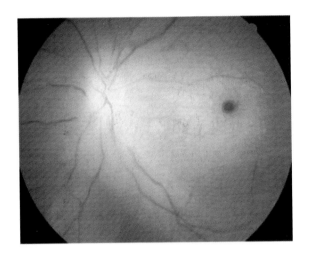

（2）视网膜分支动脉阻塞：本病患病率约为38%，多由栓子或血栓形成，约90%发生在颞侧，颞上支尤为多见。视力及眼底改变依阻塞部位和程度而定。

眼底检查可见阻塞动脉供应的区域视网膜水肿，呈象限性或扇形乳白混浊，如累及黄斑可有樱桃红点，视力严重受损。2～3周后视网膜水肿消退，阻塞动脉变细、白鞘。

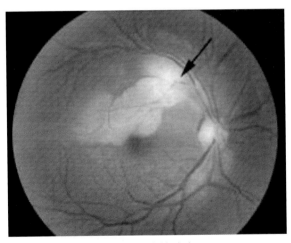

箭头示阻塞的动脉

（3）睫状动脉阻塞：本病发病率约为5.46%，多见于年轻病人。表现为视力突然丧失，眼底可见视盘颞侧缘至黄斑供应区内视网膜呈现一舌状或矩形乳白色浑浊，并有樱桃红点，此处睫状动脉管径狭窄或限局缩窄。视野检查有相应的中心注视区巨大暗点，周边视野正常。

本病预后良好，90%可有0.5以上视力，60%可达1.0，约40%的病例合并视网膜中央静脉阻塞，但多为非缺血型，不发生新生血管。

（4）毛细血管前小动脉阻塞：此型多为全身性疾病的眼底表现，如高血压、糖尿病、全身性红斑狼疮、皮肌炎、严重贫血、白血病、亚急性细菌性心内膜炎、放射性所致视网膜病变、外伤性视网膜脉络膜病变、视网膜耳蜗脑血管病及缺血型 CRVO 等。

毛细血管前小动脉阻塞的眼底表现为棉絮状斑，大小约 1/4PD。数周后棉絮状斑消退，小动脉重新灌注，重建的毛细血管床呈迂曲状态。晚期由于视网膜内层缺血变薄，透明度增加，形成局限凹面反光区，说明该处视网膜曾经缺血。

3. 眼科检查　直接或者间接检眼镜检查。

（1）直接检眼镜：此检查在暗室环境中进行，如病人戴有眼镜，需取下。年纪大的病人，条件允许的情况下此时医生会给病人点散瞳眼药水进行散瞳，等待 20～30 分钟后即可进行检查，检查时病人需配合医生进行眼睛注视及转动。

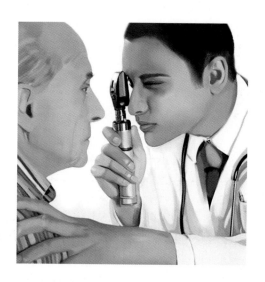

（2）间接检眼镜：此项眼底检查也需要病人和医生的配合。医生会使用下图所示的检眼镜联合裂隙灯进行检查。

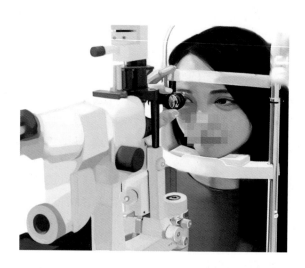

（3）眼底情况：阻塞超过几分钟之后，眼底将出现贫血性坏死，视盘色白，边缘模糊，视网膜后极部呈弥漫性乳白色水肿，黄斑区因视网膜组织单薄，脉络膜毛细血管层透

露呈现"樱桃红斑"，是为本病的典型体征。一般两周后视网膜水肿消退，但视网膜动脉细小如线，视盘更为苍白，视力不能恢复。

（4）病人应明确自己有无心血管及肝肾疾病史、变态反应及药物过敏史，因此项检查要静脉注射荧光素，可能会引起恶心、呕吐、荨麻疹、低血压、皮肤暂时性黄染等反应。而且药物 24～48 小时后经小便排出，因而小便可以变黄，因此病人不用惊慌，这是药物排出的正常现象。荧光素造影时，医生从静脉注射一种染料，等待染料到达视网膜时即进行眼底照相。

（5）因造影与阻塞发生相隔时间、阻塞部位和程度不同，阻塞后血循环代偿与重建情况不同，以致造影所见各异。从动脉完全无灌注、迟缓充盈、小分支无灌注直至充盈完全正常等几种情况均可见到。一般常有下列数种表现：

4. 病程早期　指发病数小时甚至是超过 24 小时后的造影改变。

主干完全性阻塞：视网膜动脉无荧光色素灌注，但视盘有由睫状动脉供血的毛细血管，却很快有荧光充盈而且明显扩张，形成侧支吻合，并迅速回流于视盘上中央静脉根部，使造影剂灌注于静脉主干近端，同时呈现特殊的逆流现象，即荧光从静脉主干向视盘外静脉支逆行充盈。

主干完全性阻塞：突然有所缓解或是不完全阻塞时，造影所见因当时的阻塞程度而异，阻塞较强者表现为荧光迟缓充盈。视网膜动脉完全充盈时间，正常眼 1～2 小时，而在受阻动脉可延长 30～40 小时。因此造影动脉期至静脉出现荧光层流（早期静脉期）时间也非常缓慢，正常时相差仅 1～2 小时，而此时则长达 30～40 小时。静脉荧光暗淡或呈颗粒状，提示血循环严重不畅。阻塞程度较轻者，动、静脉充盈时间稍有延长或完全正常。

分支完全性阻塞：可以见到血流至阻塞处突然中断。在该处管壁有荧光渗漏，分支完全阻塞的另一指征为逆行充盈。由于阻塞支末梢端的压力相当低，使毛细血管来的血液回流成为可能，因而在阻塞初期荧光片上，可见该动脉末梢端荧光素灌注早于阻塞处近端。

分支不完全性阻塞：阻塞处管壁无荧光渗漏。该动脉支荧光充盈时间比其他正常分支略有延长或完全正常。

5. 病程后期　是指阻塞发病后数周乃至数月之后。

在主干或分支完全性阻塞眼，虽因侧支循环形成而动脉充盈时间恢复正常，但动、静脉管径狭窄、血管鞘膜、侧支管道及毛细血管无灌注区等仍能见到。有时还可以发现微血管瘤、新生血管等异常荧光及视网膜增生膜等所显示的假荧光。

6. 治疗　本病治愈较为困难，但是仍需要争分夺秒地进行急诊处理，恢复视网膜血流，保护视功能，预防再阻塞。所以病人一旦发现视力急剧下降，需要尽快至眼科就诊，否则会耽误病情，对视力造成不可逆的损伤。

（1）血管扩张剂：初诊或急诊时应立即吸入亚硝酸异戊酯或舌下含服硝酸甘油，球后注射阿托品 0.25mg 或妥拉唑啉 12.5～25mg，1 次 / 天。静脉滴注罂粟碱 30～60mg，加入 250～500ml 生理盐水或 10% 葡萄糖。也可口服烟酸 100mg，3 次 / 天。

（2）降低眼压：①按摩：用两手示指于眼睑上交替压迫眼球，100 次 / 分，5 分钟 / 次，使眼压急剧上升和下降，以解除视网膜动脉管径的改变，解除阻塞。②口服降压药：如乙酰唑胺等。③前房穿刺：可使眼压骤降，视网膜动脉扩张，以达到栓塞再通的目的。

（3）吸氧：吸入 95% 氧和 5%CO_2 混合气体，白天每小时吸氧一次，10 分钟 / 次，晚上每 4 小时 1 次。氧气可增加脉络膜毛细血管血液的氧含量，从而缓解视网膜缺氧状态；二氧化碳可扩张血管，增加血流量。

（4）纤溶制剂：对疑有血栓形成或纤维蛋白原增高者可应用纤溶制剂。尿激酶或去纤酶静脉点滴，治疗时应监测纤维蛋白原水平，一旦降至 200mg% 以下者应停止使用。亦可用导管介入眼动脉或颈总动脉行造影后，以尿激酶 1.5 万 U 直接灌注行溶栓治疗。

（5）其他：①支持疗法：口服维生素、口服 ATP 等；②抑制血小板药物：如肠溶阿司匹林、双嘧达莫；③内科治疗：对有高血压、糖尿病、高血脂等均应有相应规范治疗；④疑有炎性病灶者，用抗炎药物与激素。⑤改变生活方式：禁烟、注意保暖、避免劳累；⑥中医治疗：活血化瘀，益气通络治疗；⑦抗 VEGF 治疗，可减轻黄斑水肿。

（二）视网膜静脉阻塞

1. 病因

（1）血管壁的改变：①动脉硬化：视网膜静脉阻塞好发于筛板、动静脉交叉，少数亦见于动静脉毗邻处，这些部位的动脉和静脉有共同的外膜，并同时被结缔组织和（或）视网膜动脉硬化增厚时，静脉易受压陷，致内皮受损，肿胀增生，管腔狭窄，血流缓慢，使血小板、红细胞和纤维蛋白原沉积而形成血栓。静脉本身亦可发生硬化增厚，管腔逐渐出现不规则的狭窄，管壁内面出现一处或多处互相接触，致内皮增生或继发血栓而完全阻塞。②血管炎任何全身和局部的炎症：多见于 40 岁以下的青年。静脉炎症可来源于病毒感染、结核、梅毒、败血症、心内膜炎、肺炎、脑膜炎、鼻窦炎以及其他全身免疫性疾病、血管病或继发于眼眶蜂窝织炎、葡萄膜炎。

（2）血液流变性改变：①血小板功能异常；②全血黏度和血浆黏度增高；③凝血因子和抗凝血因子异常；④纤溶系统异常；⑤有关的因素还有：抗磷脂抗体或抗心肌磷脂抗体、狼疮抗凝血抗体等。

（3）血流动力学改变：①视网膜动脉的灌注压低：多见于心脏代偿功能失调、颈内动脉阻塞，高血压广泛小动脉痉挛，高血压突然降低，大量失血及老年人血压低；②眼压升高：慢性开角性青光眼病人发生视网膜静脉阻塞占 10% ～ 50%，全身有血管疾患的高眼压容易引起，高龄病人小动脉硬化更严重，眼压较低等情况下中度升高就容易引起视网膜静脉阻塞；③视网膜中央静脉回流受阻：视盘玻璃疣、炎症、眶内肿瘤压迫、颈动脉海绵窦瘘、海绵窦血栓及视网膜动脉静脉畸形等。

（4）其他因素：头部外伤、口服避孕药、偏头痛、过度疲劳、情绪激动、肾移植手术后等。

2. 分型与症状

疾病早期病情较轻，阻塞不完全，眼底出血少。以后病情发展，阻塞趋向完全，眼底出血增多，眼底荧光血管造影有较多的无灌注，表明病变已成为缺血型。

（1）视网膜中央静脉阻塞：①非缺血型：早期视力下降不明显，常无自觉症状。病人往往在病变侵犯黄斑部时才会发觉视力下降，来眼科就诊。②缺血型：早期视力明显下降，常低于 0.1，如合并有视网膜动脉阻塞者视力可降至手动或光感，视野可有浓密的中心暗点或周边视野缩窄。

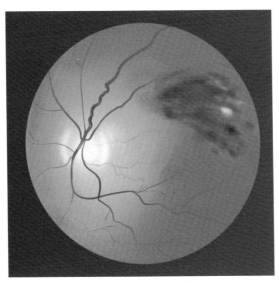

视网膜中央静脉阻塞

（2）视网膜半侧静脉阻塞：大多数人出生时视盘上仅留下一支静脉主干，但有些人可形成两支，甚至三支静脉主干。半侧静脉阻塞是指其中一支主干在筛板处或视神经内形成阻塞，其视网膜受累范围通常为 1/2，偶可见为 1/3 或 2/3。半侧阻塞的临床表现、病因及治疗与视网膜中央静脉相同，黄斑受累较轻时视力预后较好。如有内层视网膜的广泛萎缩和变性常较严重。

（3）视网膜分支静脉阻塞：本病多见于老年有高血压、动脉硬化者，分主干分支阻塞和黄斑分支阻塞。患者视力正常或轻度减退，依阻塞部位及影响范围大小而异，阻塞鼻侧支时一般不影响视力。黄斑小分支阻塞常影响中心视力，视野检查可见中心暗点和旁中心暗点，神经纤维束缺损和弓形缺损，或周边缩窄等。

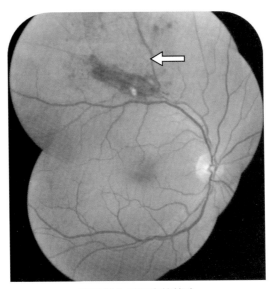

白色箭头示阻塞的静脉

3. 荧光血管造影表现

（1）总干完全性阻塞：在病程之初，造影早期因视网膜有大量出血病灶，使脉络膜及视网膜荧光被遮蔽，未被遮蔽处则可见迟缓充盈的动脉和静脉。造影后期，静脉管壁及其附近组织染色而呈弥漫性强荧光。当荧光素到达黄斑周围毛细血管时，如该处未被出血遮盖，便有明显的荧光素渗漏，并逐渐进入并潴留于微小的囊样间隙中。

病程晚期，由于视网膜内层毛细血管床缺血而出现无灌注区。无灌注区周围残存毛细血管呈瘤状扩张。各种异常径路的侧支循环及新生血管在眼底任何部位均可出现，但在视盘面最多见。视盘面的新生血管有时可以进入玻璃体，新生血管破裂可导致玻璃体积血。

（2）总干不完全阻塞：在病程之初，因出血量不多，在荧光造影早期荧光遮蔽较小，动 - 静脉过渡时间延长并不明显。静脉管壁渗漏及随后出现的管壁与其周围组织染色，亦轻于完全性阻塞。病变累及黄斑且无有效侧支循环者，因中心凹周围毛细血管渗漏而出现花瓣状强荧光区（囊样水肿）。中心凹周围毛细血管拱环破坏而出现渗漏。

病程晚期一般不见无灌注区和新生血管。

（3）半侧阻塞与分支阻塞：荧光血管造影所见范围仅限于该分干或该分支的引流区。此外，有些分支阻塞病例，在病程最初阶段可以见到该分支阻塞处管径狭窄，其附近上流端出现局限性强荧光。

4. 视网膜静脉阻塞的治疗　本病为多因素发病，与全身情况有关，故病人需做详细的全身检查，如有高血压、动脉硬化、糖尿病、高血脂等全身性疾病或血流变学改变和感染病灶等需进行适当处理。治疗手段包括首先进行药物治疗，以及时控制出血及水肿。黄斑部出现病变时，要尽早进行视网膜光凝，激光治疗可用于破坏异常的新生血管。并注意预防难治性并发症。当出现并发症时，必须及时进行对症治疗。

（1）一般治疗：①纤溶制剂：临床常用药物包括去纤酶、尿激酶等，适用于纤维蛋白原增高病人，使纤维蛋白溶解，减轻或去除血栓形成，治疗前应检查纤维蛋白原及凝血酶原时间，低于正常者不宜应用。患有脑出血、消化性溃疡、空洞型肺结核、重症肝病、凝血异常、严重高血压、手术分娩后等有出血倾向的病人不应使用。②降低血液黏稠度：低分子右旋糖酐、阿司匹林等。③等容血液稀释疗法：血细胞比容增高者适用，血细胞比容降低 10% 时，全血黏度可降低 12% 左右，脑血流量可增加 20%～30%。但心肌梗死、心衰、心房纤颤、出血倾向、贫血的病人不能做。④增加红细胞变形能力：高压氧、光量子血疗法、钙离子拮抗剂等。⑤活血化瘀中药：常用中药制剂有川芎嗪和丹参注射液。

（2）激光治疗：激光治疗适应证如下：①视网膜中央静脉阻塞：激光疗法目的是治疗黄斑水肿 / 囊样水肿，预防和减少虹膜红变及新生血管性青光眼，早期大面积视网膜出血不宜光凝，一般发病待 3～6 个月出血吸收后再做较好；早期黄斑水肿威胁黄斑中心凹做格栅样光凝；水肿重、出血多、视力下降显著、药物治疗效果不明显者，可行轻度视网膜光凝；缺血型可采用全视网膜或局部弥漫性光凝。②视网膜半侧静脉阻塞：无灌注区超过5～7PD 时应早做激光治疗，出现新生血管则行播散性光凝，无灌注区的象限不必直接光凝新生血管。③网膜分支静脉阻塞：发病后 2～4 个月即可进行激光治疗，当黄斑附近大量毛细血管渗漏威胁中心凹时应做激光治疗；黄斑水肿视力下降至 0.5 以下，可做局部格栅样光凝；周边有大片无灌注区和（或）新生血管做象限光凝；视网膜无灌注区面积超过5～7PD，整个无灌注区进行播散性光凝。④粗大新生血管可分辨供养动脉和引流静脉，可同时做间接光凝和直接光凝，即用播散性光凝阻塞静脉引流象限，并在供养动脉周围光凝，使其管径狭窄直至闭锁。激光治疗时应注意避开引流静脉，以免出血，较大新生血管在3～4次激光后才退缩，甚至有的半年后开始消退。

（3）其他：玻璃体切除术合并眼内光凝可治疗长期玻璃体积血合并视网膜脱离，对继发新生血管性青光眼亦或有效；视网膜冷凝可使虹膜新生血管消退。

（4）玻璃体腔内注射抗VEGF药物：研究显示视网膜静脉阻塞后患眼玻璃体腔VEGF水平升高，VEGF及其受体的过度表达可引起视网膜增厚、黄斑水肿。多项研究结果显示，抗VEGF药物雷珠单抗能够迅速提高分支静脉阻塞继发黄斑水肿病人的视力。但是药物价格昂贵，目前临床上也可用抗VEGF药物联合激光进行治疗。

5. 并发症　第一类为黄斑部的并发症和后遗症，包括黄斑囊样水肿、黄斑前膜、黄斑瘢痕等；第二类为新生血管及其并发症，包括新生血管性青光眼，玻璃体积血、增殖，机化膜形成，牵拉视网膜形成破孔和视网膜脱离，在以上并发症中以黄斑囊样水肿和新生血管最为常见。

（1）黄斑囊样水肿：黄斑囊样水肿是视网膜静脉阻塞最常见的并发症，也是本病视力降低的主要原因之一，其中总干静脉阻塞发生黄斑囊样水肿的比例为40%～66%，略高于分支阻塞（30%～62%）。其发生的时间根据病情轻重而有不同，病情严重者发生较早，可在静脉阻塞后1个月发生，有的在发病后数月才出现，应用光学相干断层扫描技术可以明确诊断。

囊样水肿消退得很慢，数月至一年不等，个别病人两年都不能吸收。因囊样水肿的程度不同，病人的视力预后差别也很大。暂时性水肿者大多数视力可恢复至0.5以上，长期水肿者，仅有14%的病人视力≥0.5。数年后黄斑囊泡变平，呈暗红色花瓣状，或有色素和纤维增殖，或形成囊样瘢痕，严重影响中心视力。目前临床常用激光和抗VEGF药物进行联合治疗。

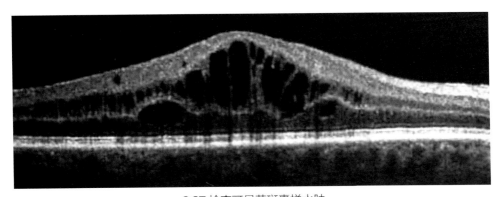

OCT检查可见黄斑囊样水肿

（2）新生血管和新生血管性青光眼：新生血管是视网膜静脉阻塞最常见的并发症之一，常导致玻璃体反复积血、视力严重受损。新生血管产生的时间最早者为发病后3个月，随病程延长发病率增高，新生血管发生在视网膜和视盘上，总干阻塞产生的新生血管一般比分支阻塞者少。在视网膜上产生新生血管的比例在各种不同类型中不同，其中总干阻塞为 7.7%，半侧阻塞为 41.9%，分支阻塞为 24.1%。新生血管发生于视盘比例比视网膜低，总干为 5.1%，分支为 11.5%，半侧为 29%。新生血管常发生在无灌注区的边缘、远离缺血区的视盘上或视盘附近的视网膜上。

新生血管性青光眼是本病最严重的并发症，一旦发生，预后极差。药物和手术均难奏效，大多数病人视力完全丧失，故病人出现头痛、眼胀的症状应及早就医。新生血管性青光眼通常发生于缺血型总干阻塞，一般在阻塞后 2~3 个月发病，故以往又称为"百日青光眼"，其特点是首先在虹膜出现新生血管，逐渐扩展至前房角，新生血管长入小梁网，堵塞房角导致虹膜周边前粘连，房角关闭，眼压升高。因眼压增高而出现头痛、眼胀等症状。

高度近视的眼底改变

近视眼在我国比较多见，特别是青少年中低、中度近视极为常见。低、中度近视病人，在 20 岁左右生长发育停止后，近视进展也会基本上停止。大于 600 度的近视为高度近视，具有患病率高、并发症多等特点，随着眼轴逐渐变长，近视度数慢慢加深，眼轴每拉长 1mm，度数就会相应增加 300 度。高度近视在人体生长停止后仍会缓慢继续进展，特别是在 50 岁以后，由于眼轴加长、眼组织变性及各种并发症，可发生进行性近视性视网膜脉络膜萎缩，导致视力严重的减退，甚至失明。

（一）高度近视能引起哪些不适

高度近视者的主要症状包括视力下降、可进行性发展、眼球突出、暗适应功能差、眼前黑影等。由于视力差，病人需要增加眼的辐辏力，因此容易产生视疲劳及眼胀痛，严重影响病人的生活、工作和学习。

高度近视者多伴有严重的并发症：如前房角结构异常，导致房水流出阻力大，引起眼压升高，造成青光眼；高度近视者的晶状体不能支持虹膜，发生虹膜震颤；高度近视者房水代谢异常，使晶状体的通透性发生改变，造成营养障碍，晶状体发生核混浊和后囊膜混

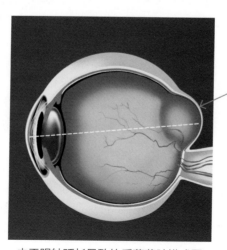

后巩膜葡萄肿

由于眼轴延长导致的后葡萄肿模式图

浊，导致白内障；高度近视者的玻璃体网状胶体结构发生液化，导致玻璃体混浊；高度近视者视力低、调节辐辏功能失调也可以导致弱视和斜视等；眼结构异常和营养障碍引起玻璃体、视网膜及脉络膜变性，引起黄斑变性萎缩及后巩膜葡萄肿。近视度数越高，后巩膜葡萄肿的发生率越高。后巩膜葡萄肿形态各异，有锥形、方形、楔形或弧形等。

（二）高度近视造成的眼底病变有哪些

高度近视眼底最有特征性的变化是出现豹纹状眼底和近视弧，它们不影响视力，对眼也无损害。影响视力的眼底并发症主要有眼底出血，玻璃体液化、混浊及后脱离，视网膜退行性病变包括格子样变性、霜样变性、囊样变性，视网膜裂孔、视网膜脱离等。高度近视眼底并发症的发生，主要是由于近视眼眼底微循环障碍（如眼底血管管径、血流速度的改变、血 - 视网膜屏障、脉络膜 - 视网膜屏障功能的破坏）导致后极部慢性缺血缺氧、营养代谢障碍、视网膜脉络膜萎缩及新生血管形成；其次，在正常眼压或高眼压时近视眼球后段发生病理性扩张并产生相应病变，巩膜伸展性改变可能是高度近视发生和发展的主要原因。发生于近视眼的视网膜脱离是其他人群的 8～10 倍，基本病理条件为高度近视眼球变长，使视网膜和脉络膜萎缩，视网膜周边部极易发生变性，裂孔形成，液化的玻璃体经裂孔流进视网膜下，使网膜隆起发生脱离。

高度近视所致的眼底退行性病变，若累及黄斑区，可造成视功能严重损害。黄斑区是近视眼变性的特异性好发部位，主要病变有色素紊乱、变性、萎缩、出血、新生血管形成、Fuchs 斑、裂孔等。其中 Fuchs 斑为近视眼特征性眼底表现，其早期诊断和治疗对于高度近视者的预后十分重要。病人主要表现为眼球异常变大，视网膜和脉络膜组织的正常代谢明显失调，而眼轴过度增长和赤道部巩膜机械性拉伸引发的视网膜和脉络膜不同程度萎缩变性，最终发生黄斑劈裂、黄斑裂孔、黄斑出血、脉络膜新生血管等病变，临床上统称为病理性黄斑病变高度近视（包括部分中度近视）。

（三）如何治疗高度近视

准分子激光手术是矫治高度近视的常用手段，只是改变角膜的屈光度，矫正了眼睛的近视度。但它无法改变高度近视造成的眼轴变长的问题。如果已有眼底病变，它不能消除或减轻；如果无眼底病变，它不能预防或延缓。准分子激光近视眼手术还能加重眼底病变，手术中制作"角膜瓣"时产生的负压可使眼压迅速升高，造成眼底缺血、缺氧，负压还对眼球产生机械扩张作用，对玻璃体和视网膜造成损害。如果近视度数大于 1000 度，可保留晶状体的基础上，前房或后房植入人工晶状体来矫正高度近视。这种手术可能会发生一些并发症，如人工晶状体前面与角膜内皮接触，可导致角膜水肿；人工晶状体后面接触晶状体，可导致白内障；有些类型人工晶状体可损伤前房角，导致继发性青光眼。如果要消除这些并发症，也可摘除透明晶状体，植入人工晶状体来矫正高度近视。激光手术和人工晶状体不能阻止近视度数的加深，真正解决高度近视的眼轴增长问题的是"后巩膜加固术"，对已发生后巩膜葡萄肿的病人，是惟一解决的方法。将一块与巩膜类似的组织材料，移植到后巩膜上，形成厚度增加、强度增大的"新巩膜"，阻止了眼轴的增长，减缓了近视的发展。但后巩膜加固术不能减低近视的度数，病人还需配戴眼镜，但它可减少或减轻眼底病变。

（四）高度近视者如何预防眼底病变

高度近视者，由于视网膜非常脆弱，不要剧烈运动，还要特别注意避免头部剧烈震荡和撞击，减少视网膜脱离的可能。眼睛一旦有闪光感觉，或自觉眼前有固定黑影遮盖时，应尽早到医院找眼科医生检查。伴有眼底并发症的高度近视者，日常生活中应注意饮食清淡、戒烟限酒、防止便秘，不过多熬夜，避免剧烈的运动、头部震荡，不要做用力屏气等动作，工作中心态平稳、劳逸结合、以预防眼底并发症的发生与恶化。对采用软镜矫正、屈光手术矫正而产生的相关并发症，均应认真对待，及时治疗。高度近视病人不能献血，因为眼球变长，血管也变得更加纤细，献血时血压的轻微波动，可能会造成眼底血管痉挛，导致已经病变的视网膜出现裂孔，发生视网膜脱离。高度近视者应每年检查眼底一次，因其功能性损害早于眼底形态改变，可常规行视觉电生理等检查，尽早发现眼底病变，采取积极措施加以应对，防止严重眼底病变导致的失明。

视网膜疾病的激光治疗

（一）激光可以治疗视网膜疾病吗

在日常生活中，经常有关于儿童不慎使用激光笔而导致视网膜损伤的报道。既然激光可以导致视网膜损伤，那么这种危险的"工具"如何还能用于治疗呢？

的确，如果我们在日常生活、生产中如果不慎被激光击中，会导致视网膜裂孔、局部视网膜萎缩、视力下降甚至失明。但是，这里所说的是治疗用激光。临床上，治疗用激光是被"精确"控制的，眼科医生通过调控激光的波长、能量高低、光斑大小、聚焦部位、作用时长而达到治疗目的。众所周知，近视眼激光矫正手术目前很受欢迎，其安全性已经在过去 10 年内经受考验，这里的激光是聚焦在角膜上进行精确切削，并不会导致视网膜损伤；进一步讲，其实激光也广泛应用于视网膜的影像学诊断，光学相干断层扫描仪（OCT）、眼底荧光素钠造影（FFA）、眼底吲哚青绿血管造影（ICGA）、激光扫描眼底成像仪（SLO）、海德堡视网膜厚度测量仪（HRT）等都应用了激光，只不过这里的激光能力大大降低了而已。

（二）激光治疗视网膜疾病的原理

当不稳定的激发态的原子自发回跳到稳定的基态或者较稳定的低能级时会将多余的能量以光子的形式辐射出来，就产生了激光。激光的基本特征是方向性强、单色性好、亮度高及相干性好，所有这些特征使得激光的稳定性优于较其他的物理治疗。眼科应用的激光有二氧化碳、氦、氖气体、氩离子、准分子、掺钕钇铝石榴石（Nd：YAG）和半导体激光等。

选择何种激光何种颜色需要根据具体疾病而定。视网膜上不同组织对各种颜色（或波长）的激光的能力吸收能力不同，如在氩蓝（488nm）或氩绿（514nm）两种波长下，视网膜血管里的血红蛋白及视网膜下的黑色素（主要存在于视网膜色素上皮和脉络膜层）的光能吸收能力都很强，所以氩激光被传统用于糖尿病视网膜病变的光凝治疗中。但是氩激光中的蓝光与黄斑区黄斑部视锥细胞的核黄素为互补色，用蓝光照射黄斑部时可损伤视锥细胞，导致永久性中心视力下降，所以氩蓝激光禁用于黄斑部的病变。

激光治疗视网膜病变主要包括两种机制：①激光热能烧灼作用：激光透过视网膜的神经上层，被富于黑色素的是视网膜色素上皮和脉络膜组织吸收后转化为热能，使局部组织的温度骤升而产生变性凝固，临床上常用氩激光（532nm）和半导体激光（810nm）；②激光光化学作用：主要为激光光动力疗法（PDT），病人首先接收静脉注射光敏剂后，激光照射于眼底病态血管上，与光敏剂产生光化学反应，诱导氧自由基等损伤血管内皮细胞，从而使病态血管闭塞。

（三）哪些视网膜疾病可以选择激光治疗

自第一台红宝石激光机在 20 世纪 60 年代问世以来，激光改变了某些眼病唯手术治疗的传统，即使在抗 VEGF 治疗的当代，激光仍然是眼部疾病重要的治疗工具。

1. 视网膜裂孔　对于新鲜的视网膜马蹄形裂孔，应及时围绕产生症状的裂孔行有效的激光治疗，以阻止视网膜脱离的发生。对于孔源性视网膜脱离的手术病人，无论采取外路手术还是内路手术，都需要封闭裂孔，而封闭裂孔的方法可以选择光凝、电凝和冷凝。

2. 糖尿病视网膜病变（DR）　在抗 VEGF 药物问世之前，激光光凝术通常作为重度非增殖糖尿病视网膜病变（severe NPDR）以及黄斑水肿的治疗。目前，二者均首选抗VEGF 药物治疗，但若抗 VEGF 治疗后黄斑水肿反复发作，仍可以考虑黄斑部格栅样光凝；对于家庭收入欠佳的病人，也可以首先考虑激光光凝术。另外，对于需要手术的增殖性糖尿病视网膜病变（PDR）病人，手术后常规使用全视网膜光凝。对于糖尿病病人，眼底新生血管主要由于视网膜缺血缺氧导致，激光光凝黄斑区外的缺血视网膜组织后，这部分视网膜组织处于死亡状态，不需要氧供，那么黄斑区就得到了充足的氧供，新生血管生成、渗漏等病理状态的发生率就相应被降低。

3. 湿性老年性黄斑变性（wet-AMD）　目前湿性老年性黄斑病变的首选治疗为抗VEGF 药物治疗，但我国多为 wet-AMD 的亚型：特发性息肉样脉络膜血管病变（PCV），已有多项临床试验表明抗 VEGF 联合 PDT 疗法优于单独使用抗 VEGF 药物。

4. 眼底肿瘤　视网膜母细胞瘤、脉络膜黑色素瘤可根据肿瘤部位、大小、分期等选择激光光凝术、经瞳孔光热疗法、光动力疗法。

5. 其他　如早产儿视网膜病变、Coats（外层渗出性视网膜病变）。

（四）激光治疗视网膜疾病有哪些并发症

在临床上任何一种治疗手段都或多或少有潜在的不良反应或并发症，激光治疗也不例外。如果激光治疗过程中能量、光斑、聚焦的位置等控制不当，病人的眼睛屈光状态（如白内障）影响，可能导致治疗不足或治疗过度。激光能量的不足，可能达不到封闭裂孔和新生血管的效果；激光能量过大，可能导致视网膜损伤、视野缺损、眼底出血、巨大裂孔形成、肿瘤播散等。所以术前仔细检查眼底情况，准确评估病情缓急，制定可靠的激光参数至关重要。

（五）激光治疗如何进行

激光治疗虽为非手术治疗，仍需要病人与医生充分的配合。激光治疗时病人痛感并不强烈，术前医生应细致解释激光的先进性、安全性及治疗原理、方法，告知手术目的及可能出现的并发症。强调病人术中必须与医生积极配合，不能随意转动眼球，否则可能引起黄斑受损，导致严重的视力损害。治疗时病人就像接受裂隙灯眼科检查一样，非手术眼紧盯着前方固视灯，术中如有不适要先举手示意。手术时间长者（≥ 15 分钟），需要清洗结膜囊；抗生素、抗炎眼药水各点眼 1 次；球后麻醉者需涂眼膏，眼膏遮眼，防止角膜干燥。术后避免剧烈运动、用眼过度、便秘等，如眼部疼痛不适加重需及时到眼科就诊。

（刘庆淮 郑欣华）

第 十 章

青光眼及视神经病变

| 什么是青光眼 |

青光眼在古代称为"青盲"，居世界不可逆致盲性眼病的首位，在我国青光眼的患病率为 1.5% 左右，每 100 个人就有 1~2 个青光眼病人。

青光眼的定义是一组以特征性视神经萎缩和视野缺损为共同特征的疾病，病理性眼压升高是主要的危险因素。眼压升高是因，视神经萎缩和视野缺损是果。

眼球就像家里的水池，有个"水龙头"会不断地产生房水，房水的多少与眼压密切相关，同时又有个"下水道"会不断的排出房水，正常情况下眼球里房水的量是保持动态平衡的。青光眼病人，房水产生的量是正常的，但是"下水道"出现问题，房水排出受阻，眼内积存了过多的房水而导致眼压升高。

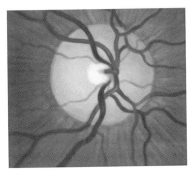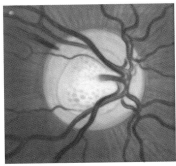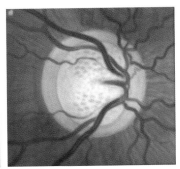

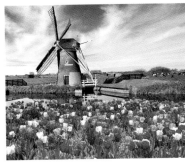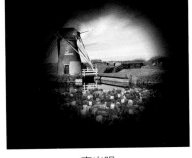

正常　　　　　　　　　　青光眼

青光眼按照发病原因和机制是否明确分为原发性和继发性两大类。原发性青光眼是临床上最常见的青光眼类型，但其病因目前还没有明确。原发性青光眼一般都是双眼发病，但发病有先后顺序，而且病情程度也不尽相同。此外根据眼压升高时房角的状态是关闭还是开放又将原发性青光眼分为原发性闭角型青光眼和原发性开角型青光眼两大类。继发性青光眼的病因通常比较明确，后面我们还会做详细阐述。

青光眼的致盲率很高，不同于白内障等可以通过手术治疗的可逆性盲，青光眼是不可逆的，它造成的视功能损害无法恢复。由于病因复杂，目前青光眼还不能根治，现代医学只能从青光眼早期诊断和治疗着手，控制病情进展，延缓视神经的进行性损伤，保存病人的视功能。因此越早治疗，效果越好。此外青光眼与高血压、糖尿病类似，需要终身定期检查和治疗。只要病人遵从医生的指导，定期随诊，绝大多数失明是可以避免的。因此希望通过本章节对青光眼的疾病知识作一些科普，提高大家对青光眼的认识。

哪些人容易出现青光眼

在我国，青光眼还是以原发性闭角型青光眼和原发性开角型青光眼多见，年龄越大，发病率越高。

原发性闭角型青光眼多见于 50 岁以上的老年人，女性更多见。人群中有下列情况者容易得闭角型青光眼：①有闭角型青光眼家族史；②远视眼；③小眼球（眼部 A 超测量 < 21mm）；④前房浅（前房角狭窄）；⑤晶状体较厚或者位置相对靠前。以上②～④点都是由于眼球前部比正常眼球小，结构拥挤，导致晶状体与虹膜表面的接触面积较宽，晶状体将虹膜向前推移，膨隆于前房角处，导致虹膜根部堵塞了前房角的小梁网，房水流出受阻，眼压升高。如果是突然阻塞，则为急性闭角型青光眼。急性发作通常存在一些诱因，比如在黑暗的环境停留时间过长（比如看电影）、情绪激动、长时间阅读等，另外如果使用了扩大瞳孔的药物（阿托品眼膏、复方托比卡胺滴眼液等）也会引起青光眼的急性发作。

原发性开角型青光眼是一种具有遗传性和家族性的疾病，有原发性开角型青光眼家族史者发病率高达 50% 以上。人群中有下列情况者容易得开角型青光眼：①高眼压症：临床上有 5% ～ 10% 的高眼压症会进展为青光眼，虽然高眼压症早期没有任何症状和视神经损害，但需要定期做青光眼检查以确定有无青光眼；②大视杯：有些大视杯是生理性的，但通常双眼视杯大小对称，如果不对称则是青光眼的高危人群；③高度近视：前面提到远视眼会得闭角型青光眼，高度近视者开角型青光眼的发病率较高；④糖尿病；⑤低血压。

眼压与青光眼的关系

什么是眼压？

眼压是眼球内部的压力，简称为眼压，是眼内容物作用于眼球壁的压力。正常人的眼压是 11 ～ 21mmHg 之间，以保持眼球的正常形态、维持眼球正常的生理功能并发挥着屈光作用。正常人的眼压像血压一样，在一天之内会有波动，多数人是早晨的眼压最高，到下午时较低，但一般波动不超过 8mmHg。两只眼的眼压差不超过 5mmHg。

但需要提醒的是正常的眼压值是医学统计学的概念，它代表 95% 的正常人群，但是还有 5% 的人群属于特例情况，有的眼压 > 21mmHg，但不是青光眼，是高眼压症。还有人眼压 < 21mmHg，但视神经有青光眼性损害，称为正常眼压性青光眼。

眼压是怎么升高的?

眼压从定义上看与眼内容物密切相关,眼内容物有三种,但是晶状体和玻璃体在绝大多数情况下比较稳定,影响眼压最大的因素就是房水。房水是由眼球的睫状突产生,通过瞳孔进入前房,大部分房水经小梁网排出,少部分经过葡萄膜 - 巩膜途径和虹膜表面吸收排出。

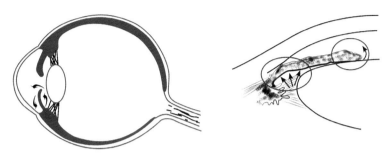

如果房水排出通道阻力增加或者因为某种原因房水产生增加,就会导致房水蓄积过多,眼球的房水多了后就会眼压升高。类似于给轮胎打气,如果气多了,胎压会高。

举例来说,对于原发性闭角型青光眼,主要是房水排出受阻于瞳孔处,由于房水无法流入前房,致使后房的压力升高,虹膜被后房的压力推向前方,形成一个向前膨隆的状态,医学上称为瞳孔阻滞。此外还会出现虹膜的根部被推向前方的房角处引起房角关闭,上述两种情况都会导致房水无法进入小梁网,蓄积在眼内而眼压升高。

而原发性开角型青光眼,虽然不像闭角型青光眼存在房水外流过程中在瞳孔和房角处受阻,但病人的小梁网和后方的 Schlemm 管存在病变,无法引流房水,同样导致房水蓄积在眼内而引起眼压升高。

| 常见诊断青光眼的检查有哪些 |

前面提到,如果您家族有青光眼病人,或者眼部会出现胀痛不适的表现,那么应该前往医院进行青光眼方面的检查。青光眼检查包括以下几种。

(1)视力:眼病病人首先应进行视力检查。急性闭角型青光眼病人眼压骤然升高会引起角膜水肿,视力急剧下降;而有些晚期青光眼病人的中心视力很好,但看东西的范围,也就是通常所说的余光范围小。

(2)眼压:眼压升高或 24 小时内眼压的波动过大是青光眼的重要危险因素。正常人的眼压值为 10 ~ 21mmHg,两眼眼压差不超过 5mmHg,昼夜波动不超过 8mmHg,眼压升高或者 24 小时眼压波动过大时青光眼主要的危险因素。但不要以为眼压正常就能排除青光眼,诊断青光眼的主要证据是是否存在青光眼性视神经损害,而不只是眼压。临床上还有一类眼压处于正常范围但视神经出现青光眼性损害的青光眼,称为"正常眼压性青光眼"。

类似于高血压病人需要终身测量血压、糖尿病病人需要终身测量血糖,眼压是青光眼病人终身随诊时必须检查的项目。眼压的测量主要依靠眼压计,当然有经验的医生可以通过指测法估计眼压的高低。

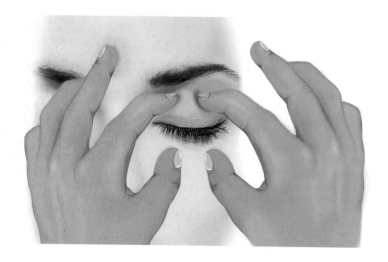

　　眼压计的原理是将其放在眼球表面，对眼球产生一定的压力，引起眼球壁的张力发生不同程度的变化，从而推算出眼压值。目前临床上常用的眼压计包括非接触式眼压计、Goldmann 眼压计和 Tonopen 眼压计：①非接触式眼压计：是眼科门诊常用的设备，它的优点是无创、卫生和便捷，不需要进行表面麻醉，不会引起病人之间的交叉感染，但是结果相对有一定的误差；② Goldmann 眼压计：是目前国际公认的金标准眼压计，它不受眼球壁硬度的影响，测量结果误差较小，重复性高，最能反映病人真实的眼压，但它需要进行角膜荧光染色和表面麻醉，对检查的医生有一定的要求，测量相对比较耗时；③ Tonopen 眼压计：原理类似于 Goldmann 眼压计，同样也需要进行表面麻醉，它的优点是病人在卧位时也可以进行眼压测量，在疑似青光眼病人进行 24 小时眼压检查时不需要病人进行起床等活动，可以测量出最接近病人动态眼压的真实情况。

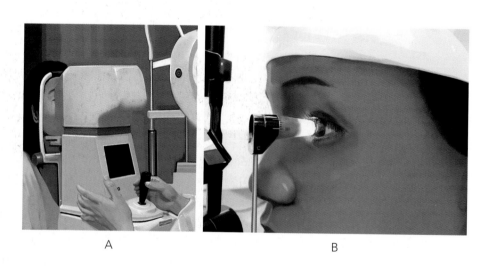

A　　　　　　　　　　　　　　　　　　　B

　　以上仅对临床上常用的眼压计作了简要介绍，随着科技的进步，新的眼压计还在不断出现。

　　（3）裂隙灯显微镜检查：裂隙灯显微镜检查是眼科诊断必备的常规检查方法，检查时病人需要将下巴放在下颌托上，前额向前顶住额带，双眼平视前方，检查时医生使用一束裂隙光照射在眼睛的前段，通过显微镜观察眼睛的前节如结膜、角膜、前房、房水、虹膜、瞳孔、晶状体等，以此来判断病人是否存在青光眼的一系列病变。此外裂隙灯还可以联合房角镜检查判断房角是开放还是关闭状态，以确定青光眼是开角型还是闭角型。裂隙灯显微镜联合 Goldmann 眼压计可以测量眼压，联合照相机可以拍摄病人眼前节的照片，联合激光治疗仪可以进行青光眼激光虹膜周边切除等治疗。

（4）眼底检查：只有通过眼底检查才能了解青光眼视神经损害的严重程度，眼底检查是一种客观检查，不受病人配合度等的影响。眼底检查包括杯盘比，就是医生常在病历上记录的 C/D，视网膜神经纤维层、盘沿等，这些内容是青光眼病人随诊、疑似青光眼病人进行诊断的重要资料和证据。

眼底检查法包括直接检眼镜法和间接检眼镜法，直接检眼镜法医生看到的是一个正像，放大倍数也较高，不需要借助裂隙灯显微镜，但立体感不如间接检眼镜。间接检眼镜需要借助裂隙灯显微镜，对设备有一定的要求，医生通过间接检眼镜看到的是一个倒像，立体感较强。

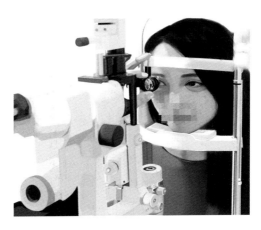

但需要注意的是，虽然眼底检查是客观检查，但它的结果是定性或者半定量的评估，现代科技的进步研发出的光相干断层扫描（OCT）、共聚焦激光扫描仪（HRT）、视网膜厚度分析仪（RTA）等仪器可以定量测量病人神经纤维层的厚度，医生可以通过多次的检查结果对比来客观的判断病人视神经损害是否在进展，以决定治疗的方案。

（5）视野检查：视野检查是诊治、随访青光眼最重要的检查之一，视野代表着视神经的功能，它反映了眼球的周边视力情况，也就是我们俗称的"眼角余光"的范围大小。视野检查已经有一百多年的历史，以前是采用手工操作，现在一般使用计算机自动视野计进行检查。

青光眼病人的视野会随着病情的进展而出现一系列改变，有助于青光眼的诊断。青光眼早期视野缺损范围不大，不影响病人正常看东西，通常很难察觉到异样。如果眼压不加以控制，视神经损害继续进展的话，视野缺损范围就会逐渐扩大，病人可能只能看到视野中心很小范围的物体，旁边有人时甚至都很难感知到，走楼梯也必须低着头看，医学上称为"管状视野"。最后，整个视野完全缺损就是失明了，青光眼导致的失明是不能复明的。据专家预计到 2020 年，我国将有近 630 万名因青光眼而失明的盲人。因此定期监测视野对判断青光眼病情进展情况十分重要。

青光眼视野缺损图：

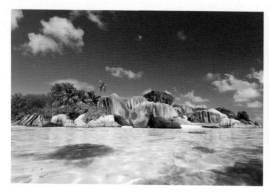

1. 正常视野

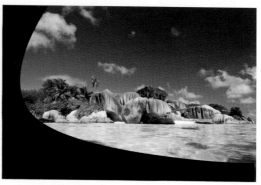

2. 早期青光眼在鼻侧
周边部和下方视野缺损

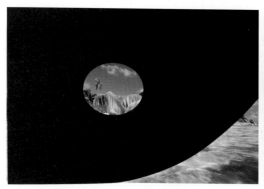

3. 末期青光眼，只保留
中心管视和下方周边视野

4. 晚期青光眼视野
完全缺损

　　视野检查非常重要，但是视野检查是一种需要医生和病人高度配合的检查，有一个学习的过程，病人第一次做视野检查通常还不那么容易。因此，要和医生一起配合做好视野检查，病人需要注意以下几点：①正式检查之前医生会向病人说明操作步骤，并练习几次，病人需利用这几次机会对检查有所熟悉，并尽量放松检查之前的紧张情绪；②视野检查是一只眼睛一只眼睛的进行，检查时医生会使用眼罩遮住另一个眼睛，有些病人需要适应一下，可以和医生提出稍作适应；③检查时需要集中注意力，最重要的是保持盯住视野计设置的固视点，不能看别的地方，如果余光能看到闪烁的光标就按下按键；④因为检查比较耗时，如果做完一只眼的检查后病人感觉到疲倦，可以先休息一下再做另一眼。⑤检查完成后将报告单及时交给医生看，以尽早了解病情变化情况。如果医生对此次检查结果的可靠性表示怀疑的话（如检查的假阳性率、假阴性率、固视点丢失率过高），则需要重复进行检查。

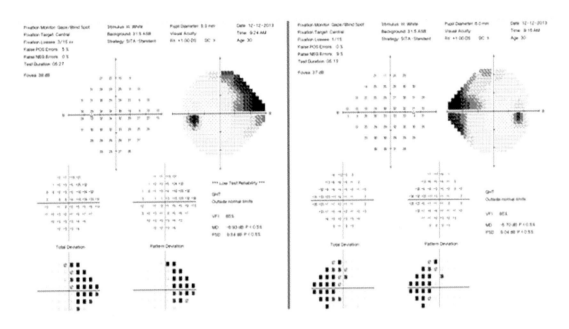

总结一下，眼压、眼底和视野是诊断青光眼的重要临床证据，只有同时完成才能提高青光眼诊断的可靠性，少一项也不可以。此外除了以上5个常规检查外，医生还需要通过房角镜检查、超声生物显微镜检查等来进一步区分青光眼是开角型还是闭角型。

｜原发性青光眼｜

原发性青光眼的临床表现有哪些?

青光眼的病因复杂，因此它的临床表现也是多种多样。

（1）原发性急性闭角型青光眼：

1）急性发作期：起病突然，表现为患眼同侧半边头部剧痛，眼球充血、视力急剧下降等典型症状，疼痛会沿着三叉神经分布区域向眼眶周围、鼻窦、耳根等处部位放射。眼压急性突然升高，眼球会变得很硬，常常还有恶心呕吐等类似消化道疾病的症状。此外有时因为角膜水肿，病人看到白炽灯周围会有彩虹样的晕轮，称为虹视。

2）缓解期：病人曾有类似前述急性发作期的表现，但症状不如前述那么严重，休息或者睡一觉起来后就缓解或者恢复如前。此类症状多在傍晚时出现，如不及时前往医院诊治，以后可能出现发作频率增高，发作时间延长，有些病人最终会出现前述急性大发作的表现。

（2）慢性闭角型青光眼：病人的自觉症状不明显，有时会有类似急性发作的表现，发作时病人感到或多或少的眼部不适或者轻度的眼胀，视力稍有下降，常有虹视的表现，几乎所有的病人睡眠后都可缓解，症状会消失。但随着病程的延长，发作间隔缩短，持续时间延长，如不及时治疗，病情逐渐进展，晚期视力下降明显甚至失明。

（3）原发性开角型青光眼：发病隐匿，进展缓慢，早期无任何症状，而且因为多数病人会有近视眼，因此视力的下降常常被忽略，到病情进展到晚期时，视野缩小呈管状，病人自觉行动不便，视物模糊才会有所察觉，如果不及时治疗，最后可完全失明。由于原发性开角型青光眼发病隐匿，常常到晚期视功能遭受严重损害时才被发现，因此早期诊断十分重要，对于前述提到的有危险因素的病人，应该加强对眼压、视野和眼底视神经的检查和监测。

继发性青光眼

继发性青光眼的分类与特点

继发性青光眼是由于某些眼病或者全身疾病，干扰或者破坏了正常的房水循环，使得房水外流受阻而引起眼压升高的一组青光眼。不同于原发性青光眼，继发性青光眼的病因通常比较明确，一般是单眼发病，常见的类型有以下几种。

（1）青光眼-睫状体炎综合征：简称青-睫综合征，中青年好发，劳累后多见，其特点是出现羊脂状角膜后沉着物（KP）、睫状体炎症反应和眼压升高。病人一般感觉单眼视物模糊，虹视，畏光流泪。及时使用抗炎和降眼压药一般可很快控制病情，预后良好，但存在一定的复发倾向。

（2）眼前节炎症所致青光眼：眼前节炎症一般指角膜炎、巩膜炎和虹膜炎，病人常有明显的眼部症状如眼红、畏光流泪和视力下降。

（3）晶状体相关性青光眼：晶状体相关性青光眼有很多类型，包括晶状体膨胀引起的闭角型青光眼，晶状体溶解性青光眼，晶状体脱位继发性青光眼，还有晶状体摘除手术后继发性青光眼。这类病人通常具有长期的白内障病史或者白内障手术史或者外伤史，视力下降，伴随眼胀、眼红等明显眼压升高的症状。

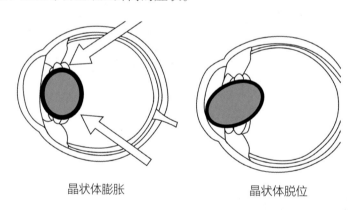

晶状体膨胀　　　　　　　　　　　　　晶状体脱位

（4）眼外伤相关性青光眼：可由多种外伤类型引起，常见原因包括外伤性眼内出血、钝挫伤、撕裂伤等，眼压升高可发生在外伤后的数天或者数年内。因此对于外伤病人，伤后需定期监测眼压和眼底。

（5）激素性青光眼：主要病因是长期局部滴用或全身应用激素，可导致小梁网功能损伤而引起眼压升高。激素性青光眼的临床表现类似于原发性开角型青光眼，早期大多无任何症状，因此使用激素类滴眼液或者因为风湿免疫性疾病长期口服激素类药物的病人，在使用期间应密切监测眼压和眼底。

（6）新生血管性青光眼：继发于视网膜中央静脉阻塞、糖尿病视网膜病变等视网膜缺血性疾病引起的一种青光眼。由于视网膜或眼前段缺氧，引起虹膜表面及房角小梁网处纤维血管膜形成，导致周边虹膜前粘连，阻碍房水排出，而致眼压升高。主要症状是患眼的剧痛，视力通常都比较差，此类青光眼治疗棘手，效果欠佳。常需要联合眼底原发病治疗。

（7）睫状环阻滞性青光眼：又称恶性青光眼，多见于青光眼手术后或者使用缩瞳剂后，前房变浅甚至消失，眼压升高，使用应用睫状肌麻痹剂如阿托品可缓解上述表现，有些病人需行玻璃体切割术才能控制病情。

（8）虹膜角膜内皮综合征：由角膜内皮异常所引起的一组疾病，好发于青壮年（20～30岁）女性多见，典型的临床表现是单眼的视力减退及眼痛不适，医生检查时可发现单眼虹膜异常。晚期病例可出现角膜内皮失代偿、大泡性角膜病变等并发症。此类青光眼治疗棘手，效果欠佳。

如何认识婴幼儿型青光眼

任何年龄都可能会患青光眼，包括刚出生的婴幼儿。据报道，平均每一万个新生儿会有1例婴幼儿型青光眼，其中男婴多于女婴，大约60%在出生后3个月内发现患病，80%在半岁以内发现。婴幼儿型青光眼的病因是小梁网或者前房角先天发育不良，多见于6岁以前，70%是双眼发病。婴幼儿眼球壁纤维组织富于弹性，较弱，容易受到眼压升高等因素的影响而扩张，类似于吹气球，如果未及时降眼压将会使眼球不断增大。

婴幼儿型青光眼若不能及时发现并及时治疗，会造成不可逆的视力损伤并影响小孩的身心发育和未来的工作生活，那么家长应该如何及时发现宝宝可能有婴幼儿型青光眼呢？

一般来说，婴幼儿型青光眼有三大症状——畏光、流泪、眼睑疼挛。眼压高会导致角膜水肿，引起患儿畏光流泪，患儿常常喜欢将头藏在家长怀里来避光。此外黑眼珠（就是角膜）也会出现两大改变，一是比同龄的婴幼儿明显大些，二是不透明而且比较浑浊。因此如果家长发现宝宝有以上任何一种表现的时候，都应该前往医院眼科检查婴幼儿型青光眼，如果能得到及早的诊断和治疗，将眼压控制住，一般可以终止眼球扩大和视神经损伤，保存患儿的视功能。

青光眼的治疗

药物治疗

目前青光眼主要还是通过降眼压来进行治疗。对于原发性开角型青光眼，首选药物治疗；对于原发性闭角型青光眼，在药物控制眼压的前提下，首选手术治疗；对于继发性青光眼，病因不同治疗方法上也有差异，可能药物和手术的联合治疗。

市场上青光眼药物的种类繁多，而且还有新药不断研发出来，每种药物的降眼压原理和降眼压幅度都不尽相同。总体来说，治疗青光眼的药物可分为6大类。

（1）缩瞳药：代表药物是毛果芸香碱滴眼液，主要作用是缩小瞳孔，收缩睫状肌，拉开房角，增加小梁网间隙，让房水更通畅地流出去，起到降眼压的作用，还可以减少闭角型青光眼的发作几率。缩瞳药主要用于闭角型青光眼，急性和慢性都可以使用，有些引起房角变窄的继发性青光眼也可以用毛果芸香碱。任何不应缩瞳的眼病病人，如虹膜睫状体炎、恶性青光眼，手术后引起的眼压升高的情况不适宜使用此药物，哮喘、急性角膜炎也应慎用。

（2）β-受体阻滞剂：代表药物是马来酸噻吗洛尔滴眼液，它通过减少房水产生来降低眼压，疗效仅次于前列腺素类药物，可用于各种类型的青光眼。它的优势在于价格便宜，用法简单，一天只需要用两次。必须注意的是马来酸噻吗洛尔滴眼液严禁用于心动过缓（＜60次/分）、房室传导阻滞以及哮喘病人。此外β-受体阻滞剂还有漂移效应，比如说用了半年马来酸噻吗洛尔滴眼液后疗效就不如刚开始那么好了，这时就需要换用其他类型的降眼压药物，过一段时间再换回马来酸噻吗洛尔滴眼液又可恢复以前的功效。

（3）α-受体激动剂：代表药物是酒石酸溴莫尼定滴眼液，它通过减少房水产生和增加葡萄膜-巩膜途径房水外流来降低眼压，可用于各种类型的青光眼，研究还发现这类药物对视神经有一定的保护作用，每天使用两次。但需要注意的是同时使用抗抑郁药物（单胺氯化酶抑制剂类）和肾上腺受体激动剂可能会产生并发症，需在医生指导下慎用。

（4）碳酸酐酶抑制剂：局部应用的代表药物是布林佐胺滴眼液，全身应用（口服）的代表药物是醋甲唑胺片。作用原理是通过减少房水产生来降低眼压，可用于各种类型的青光眼。需要注意的是本药禁用于磺胺类药物过敏的病人，严重肾功能不全的病人也要慎用。布林佐胺滴眼液每天使用两次，全身副作用小，但降眼压效果一般，主要是作为辅助药物治疗。醋甲唑胺也是每天使用两次，但全身副作用比较大，不能长期使用，最多使用一到两周，禁用于血钾、血钠水平偏低，严重肝肾疾病或功能不全的病人。

（5）前列腺素衍生剂：代表药物是曲伏前列素和拉坦前列素滴眼液，它们是相对较新的药物，也是局部药物里降压效果最好的，通过增加葡萄膜-巩膜途径房水外流来降低眼压。前列腺素衍生剂用药简便，每天睡觉前使用一次即可，但价格相对较贵，主要用于原发性开角型青光眼和房角开放的青光眼，副作用主要是用完以后眼睛可能会红，睫毛变长以及黑眼圈。此类药物禁用于炎症较重的原发性青光眼和继发性青光眼。

（6）高渗剂：代表药物是甘露醇注射液，它通过提高血浆渗透压使得眼内组织特别是玻璃体中的水分进入血液，从而减少眼内容物容量而迅速降低眼压，主要用于急性闭角型青光眼急性发作期以及急性眼压升高的继发性青光眼，有时还用于青光眼手术前。但需要警惕甘露醇可能诱发急性心力衰竭、肾衰竭和肺水肿等，因此禁用于肝肾功能不全以及电解质紊乱的病人。

以上六类药物按单剂量治疗最大降眼压的强度从小到大依次排列为局部用碳酸酐酶抑制剂＜α-受体激动剂＜β-受体阻滞剂＜缩瞳剂＜前列腺素类药物＜口服用碳酸酐酶抑制剂＜高渗剂。近年来也问世了一些复方制剂，比如联合马来酸噻吗洛尔和曲伏前列素的苏为坦，联合马来酸噻吗洛尔和拉坦前列素的适利加等。复方制剂可以减少病人点药次数，提高病人依从性，提高药物治疗效果，在临床中已开始应用。病人用药时应根据自身病情遵从医生的建议选用适合自己的药物。

手术治疗

青光眼治疗是一个长期甚至终身的过程，不论药物还是手术治疗的目的都是控制或者延缓病情的进展，手术的目的是降低眼压以保护或者维持现有的视功能，阻止视神经损害进展。手术不能提高视力，有些病人甚至在手术后还会出现视力的轻度下降。青光眼手术中最经典的是复合式小梁切除术，通过手术人为建立一条引流通道，通过这个通道将眼内的房水引流至眼外起到降眼压的目的。但人体具有修复功能，这个通道会愈合，术后滤过泡有瘢痕化的可能。瘢痕化会逐渐阻塞房角导致眼压再次升高，是目前全世界青光眼手术面临的最大难题，尽管医生在术中会使用抗瘢痕的药物，但因为个体差异，有些青光眼术后到了一定的时间仍然会出现通道瘢痕化的问题，所以青光眼小梁手术会有一定失败率，可能需要术后继续进行药物治疗甚至再次或多次手术。

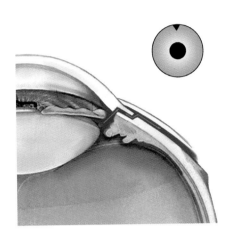

　　眼压是评价手术后是否可使视功能保持稳定的直接标准。目前对于手术成功还没有一个完全统一的标准，根据病人不同的情况（如年龄、视神经损害情况等）医生会设定不同的目标眼压。影响青光眼手术成功率的因素有很多，如疾病发现是否及时、发现时病程长短、病情严重程度、青光眼类型、手术方式的选择、既往手术次数、是否合并其他眼部及全身疾病、病人自身条件如年龄、营养状况、手术后按摩手法的掌握以及是否为瘢痕体质等。因此青光眼手术的成功率最终取决于上述因素综合作用的结果。

　　根据青光眼的种类不同，其手术方式也不尽相同。

　　（1）对于原发性闭角型青光眼，应该在药物控制眼压后及时手术。如果前房角关闭的范围小于180度，可以做激光周边虹膜切除术，也可以采用手术方式行周边虹膜切除术。如果前房角关闭范围大于180度或者眼压始终无法控制，应该行复合式小梁切除术。

　　（2）对于原发性开角型青光眼，一般先以药物治疗为主，进行手术的指征是：①药物无法控制眼压；②视神经损害到了晚期，视野缺损明显；③病人不愿意用药。原发性开角型青光眼可选的手术方式较多，最主要的还是行复合式小梁切除术，此外还可以选择非穿透性小梁切除术、Express青光眼引流钉植入术和青光眼引流阀植入术治疗等。

　　（3）对于继发性青光眼，一般也是先以药物治疗为主，药物无法控制眼压时才考虑进行手术，但继发性青光眼手术的成功率较低。手术方式多以青光眼引流阀植入术、复合式小梁切除术、Express青光眼引流钉植入术为主。

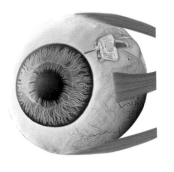

　　（4）对于先天性青光眼病人，最常用的手术方式是小梁切开术。采用小梁切开刀，做120度范围左右的小梁切开，也可以选择微导管引导下的360度小梁切开，切开的范围更大，手术效果更确切。

浅谈视神经萎缩

我们前面已提到青光眼的重要病理特征就是视神经萎缩，但是临床上，除了青光眼，视神经萎缩的原因还有很多。视神经萎缩不是一个疾病的名称，而是不同的视神经疾病的共同结果，视神经炎、缺血性视神经病变、外伤性视神经病变、中毒性视神经病变、遗传性视神经病变、压迫性视神经病变等都会导致视神经萎缩。

医生进行眼底检查可以直接在人体观察到的是视神经在眼球内的起始的那一段，医学上称为视盘。正常视盘的边界清楚，有丰富的血管，颜色较红润。如果检查发现视盘变白，即为视神经萎缩。

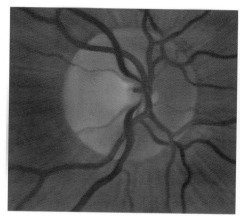
正常视盘

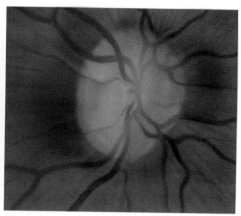
视神经萎缩

视盘变白的原因一是因为血管网减少，二是由于不透明的神经胶质细胞增生，但医生发现视神经萎缩并不意味着诊断的结束，而是开始，医生还会开具一些检查去进一步寻找病因，这样才能进行有针对性的治疗及评价预后：可能会开具眼压检查和视神经纤维层厚度分析等排查青光眼；颅脑磁共振检查排查颅脑部的占位，如垂体瘤等。医生的关注点是什么原因导致了视神经萎缩，而不是视神经萎缩本身。

如果医生诊断了你视神经萎缩，也不要过度悲伤觉得自己得了绝症，视神经萎缩既不是绝症，也不是说视力就会越来越差。我们人体器官的功能都有一定的代偿能力，例如人体两个肾脏，捐献出去一个，剩余一个肾脏也是能维持正常的生理功能的。视神经功能也一样，视神经损害了一部分不代表就会失明。临床上有些病人的视神经萎缩到了晚期，但中心视力还可以维持在 0.6 甚至更好。而且只要在医生的指导下控制甚至治愈好损伤因素，那么视神经的损害就不是进行性的，也不会继续恶化。

视神经炎的诊治

视神经炎是指视神经任何部位发炎的总称，它在眼科并不少见，我国每年都有新增近30万例视神经疾病，其中的大部分确诊为视神经炎。它是社会的中坚力量——青中年人最易罹患的疾病。视神经炎发病率高、发病年龄轻，可致盲，视神经炎中有一个严重的类型——视神经脊髓炎还可影响全身健康，易导致病人高位截瘫、反复呕吐、无法正常排便等，给病人和家人都带来极大负担。临床上根据发病的部位不同，视神经炎分为（眼）球内和（眼）球后两种，前者为视盘炎，后者为球后视神经炎。视盘炎多见于儿童，球后视神经炎多见于青壮年，多为单眼发病。

与大多数疾病一样，视神经炎也有"青睐"的人群：①女性：女性是视神经炎的多发人群，女性病人大约是男性病人的 3 倍，多发于 18 ~ 49 岁的女性；②多发性硬化病人：确诊为多发性硬化的人群是视神经炎的高危人群，视神经炎常是多发性硬化的首发表现，也可以单独存在或继发于病程中。

视神经炎的症状和体征包括：①视力下降：大多视力突然下降，甚至发病数日即可降至光感或无光感；②眼球疼痛：眼球转动时眼球后部有牵引样疼痛，眶深部压痛；③瞳孔对光反射变化：瞳孔对光反射迟钝或消失，或对光反应不持久；④眼底改变：视盘炎的表现是视盘充血、轻度隆起、边缘不清，生理凹陷消失，视网膜静脉充盈迂曲，视盘周围视网膜水肿混浊、火焰状出血及黄白色渗出。而球后视神经炎的早期眼底基本正常，晚期视盘颜色变淡，视神经萎缩。

视神经炎进行视野检查可以发现各种类型的视野损害，但较为典型的是视野中心暗点或视野向心性缩小。电生理检查可以出现视觉诱发电位 P 波隐含期延长，振幅下降。眼底荧光血管造影可以发现视盘炎早期静脉期可见视盘荧光渗漏，边缘模糊。静脉期呈强荧光。磁共振成像可以显示受累视神经信号增粗、增强。

治疗方面主要使用糖皮质激素进行治疗，也就是我们俗称的激素，激素在大家印象中都认为有很大副作用，完全不敢用，其实这是一个误区，像视神经炎等一些疾病，没有激素是治不好的，虽然它有一些副作用，但病人在医生的指导下应用，并且定期检测肝肾功能等，一般是安全的。除激素以外，还可以应用妥拉唑啉等血管扩张剂以及维生素 B_1、维生素 B_{12} 等营养神经药物治疗。如有感染还需使用抗生素。

缺血性视神经病变的诊治

缺血性视神经病变是指因视神经营养血管循环障碍引起的急性营养不良性疾病，它多见于 60 岁以上的老年人，女性较男性多见，可单眼发病，也可双眼先后发病。凡能使视盘供血不足的全身病或眼病均可引起缺血性视神经病变，其中全身病包括高血压、动脉硬化、颞动脉炎、颈动脉阻塞、糖尿病、白血病等，眼压过低或过高使视盘小血管的灌注压与眼内压失去平衡也可引起本病。这些疾病可以导致供应视神经的血管变细或阻塞，或者血液成分的改变和血液黏度增加，以致血液循环变慢，含氧量减低，致使视神经缺血缺氧。

临床上根据病变部位分为前部和后部缺血性视神经病变两种类型。缺血性视神经病变的症状一般为突然性视力下降，眼底检查发现视盘边界不清，水肿，周围有小出血，或出现视神经苍白萎缩，但是黄斑区一般正常。进行视野检查可以发现特征缺损改变，常见的改变是出现与生理性盲点相连的一个弧区缺损，而且缺损不以中线或水平线为界，可占据一个象限或一半以上的视野，同时缺损绕过中央注视区。眼底荧光素血管造影对缺血性视神经病变也有一定的诊断价值，早期可见视盘的某一部分呈弱荧光，而视盘的其他部分呈正常荧光；造影晚期此弱荧光区有明显的荧光素渗漏而呈现强烈荧光，此区恰与视野缺损的部分相对应，这种不对称结合视野的缺损部位仍有助于本病的诊断。

缺血性视神经病变的治疗同视神经炎一样，都需要给予糖皮质激素激素，同时加用血管扩张剂、降眼压药及维生素类的神经营养药。若治疗及时，视力预后较好，视功能损害小，若未能及时治疗，可留下视神经萎缩及不同程度的视功能损害。

此外病人应该在生活中注意日常护理和饮食的调养，注重生活起居规律，科学合理安排日常工作和生活，常锻炼身体，增强体质以缓解工作压力，要补充营养多吃促进血液循环的食物，如芝麻、菠菜、花生、豆腐、新鲜鱼类、桂圆、红枣、百合等。多做有氧运动，如慢跑、快步走、打太极拳等，也会促进血液循环。

（石　珂）

主要参考文献

1. 葛坚，王宁利. 眼科学（八年制）. 第 3 版. 北京：人民卫生出版社，2015.

2. 赵堪兴. 斜视弱视学. 北京：人民卫生出版社，2011.

3. 杨智宽. 临床视光学. 第 2 版. 北京：科学出版社，2017.

4. 谢立信. 临床角膜病学. 北京：人民卫生出版社，2014.

5. 李凤鸣. 中华眼科全书. 第 3 版. 北京：人民卫生出版社，2012.

6. 陶海，白芳. 泪器病诊治新进展. 北京：人民卫生出版社，2015.

7. 中华医学会眼科学分会斜视与小儿眼科学组. 弱视诊断专家共识（2011 年）. 中华眼科杂志，2011, 47(8): 768. doi：10.3760/cma.j.issn.0412-4081.2011.08.027.

8. 中华医学会眼科学分会青光眼学组. 我国原发性青光眼诊断和治疗专家共识（2014 年）. 中华眼科杂志，2014,50(5):382-383. doi：10.3760/cma.j.issn.0412-4081.2014.05.022.

9. 潘志强，梁庆丰. 重视角膜移植手术的供体材料问题. 中华眼科杂志,2016;52(9):641-643. doi：10.3760/cma.j.issn.0412-4081.2016.09.001.

10. 董子献，周行涛. 周边屈光度与近视的研究进展. 中华眼视光学与视觉科学杂志. 2012, 14(3):190-192. doi：10.3760/cma.j.issn.1674-845X.2012.03.018.

11. Lichtinger A, Rootman DS. Intraocular lenses for presbyopia correction: past, present, and future. Curr Opin Ophthalmol. 2012;23(1):40-6. doi: 10.1097/ICU.0b013e32834cd5be.

12. Leo SW，Young TL. An evidence-based update on myopia and interventions to retard its progression. J AAPOS,2011,15(2):181-189. doi: 10.1016/j.jaapos.2010.09.020.

13. Cohen Y, Belkin M, Yehezkel O, et al. Dependency between light intensity and refractive development under light-dark cycles. Exp Eye Res, 2011,92(1):40-46. doi: 10.1016/j.exer.2010.10.012.

14. Flitcroft DI. Is myopia a failure of homeostasis? Exp Eye Res,2013,114:16-24. doi: 10.1016/j.exer.2013.02.008.

15. Rosenfield M. Computer vision syndrome: a review of ocular causes and potential treatments. Ophtalmic Physiol Opt, 2011,31(5):502-515. doi: 10.1111/j.1475-1313.2011.00834.x.

16. LC Olmos, MS Sayed, AL Moraczewski, et al. Long-term outcomes of neovascular glaucoma treated with and without intravitreal bevacizumab. Eye (Lond),2016, 30(3): 463–472. doi: 10.1038/eye.2015.259.

17. E Goldschmidt, N Jacobsen. Genetic and environmental effects on myopia development and progression. Eye (Lond), 2014; 28(2): 126-133. doi: 10.1038/eye.2013.254.

18. J.K.S. Parihar, Vaibhav Kumar Jain, Piyush Chaturvedi, et al. Computer and visual display terminals (VDT) vision syndrome (CVDTS). Med J Armed Forces India, 2016; 72(3): 270-276. doi: 10.1016/j.mjafi.2016.03.016.

19. Waseem M Al-Zamil, Sanaa A Yassin. Recent developments in age-related macular degeneration: a review. Clin Interv Aging, 2017; 12: 1313-1330. doi: 10.2147/CIA.S143508.

20. Margaret M. DeAngelis, Alexandra C. Silveira, Elizabeth A. Carr, et al. Genetics of Age-Related Macular Degeneration: Current Concepts, Future Directions. Semin Ophthalmol, 2011; 26(3): 77-93. doi: 10.3109/08820538.2011.577129.

21. Shripaad Y Shukla, Armin R Afshar, Daniel F Kiernan, et al. Outcomes of chronic macular hole surgical repair. Indian J Ophthalmol, 2014; 62(7): 795-798. doi: 10.4103/0301-4738.138302.

22. Nisha Nagarkatti-Gude, Yujuan Wang, Mohammad Javed Ali, et al. Genetics of Primary Intraocular Tumors. Ocul Immunol Inflamm, 2012; 20(4): 244-254. doi: 10.3109/09273948.2012.702843.

23. Reed M. Jost, Susan E. Yanni, Cynthia L. Beauchamp, et al.Beyond Screening for Risk Factors Objective Detection of Strabismus and Amblyopia. JAMA Ophthalmol, 2014; 132(7): 814–820. doi: 10.1001/jamaophthalmol.2014.424.

24. The Joint Writing Committee for the Multi-Ethnic Pediatric Eye Disease Study and the Baltimore Pediatric Eye Disease Study Groups. Risk Factors Associated with Childhood Strabismus: The Multi-Ethnic Pediatric Eye Disease and Baltimore Pediatric Eye Disease Studies. Ophthalmology, 2011; 118(11): 2251-2261. doi: 10.1016/j.ophtha.2011.06.032.

25. Mannis MJ, Ling JJ, Kyrillos R, et al.Keratoconus and Personality-A Review. Cornea. 2017 Dec 5. doi: 10.1097/ICO.0000000000001479.

26. Oliphant H, Zarei-Ghanavati M, Shalaby Bardan A, et al. Corneal collagen cross-linking in keratoconus: primum non nocere. Eye (Lond). 2017 Dec 1. doi: 10.1038/eye.2017.256.

27. Al-Hity A, Ramaesh K, Lockington D. EDTA chelation for symptomatic band keratopathy: results and recurrence. Eye (Lond). 2017 Dec 1. doi: 10.1038/eye.2017.264.

笔记页

笔记页

笔记页